DE LA

PAROI ABDOMINALE POSTÉRIEURE

DE SES

APONÉVROSES EN PARTICULIER

PAR

Henri BARBÉ

DOCTEUR EN MÉDECINE.

Prosecteur d'Anatomie à l'École de Médecine
Ex-Interne des Hôpitaux
Lauréat de l'École d'Alger

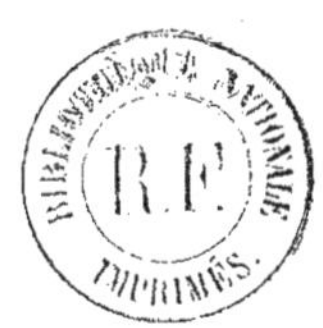

MONTPELLIER

TYPOGRAPHIE ET LITHOGRAPHIE CHARLES BOEHM

Éditeur du Nouveau Montpellier Médical

1896

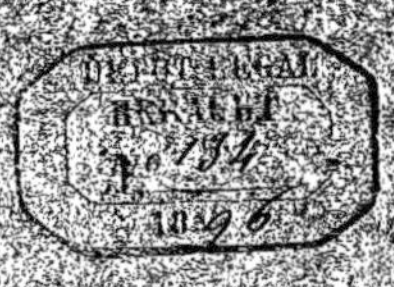

DE LA

PAROI ABDOMINALE POSTÉRIEURE

DE SES

APONÉVROSES EN PARTICULIER

PAR

Henri BARBE

DOCTEUR EN MÉDECINE
Prosecteur d'Anatomie à l'École de Médecine
Ex-Interne des Hôpitaux
Lauréat de l'École d'Alger

MONTPELLIER

TYPOGRAPHIE ET LITHOGRAPHIE CHARLES BOEHM
Éditeur du Nouveau Montpellier Médical

1896

MEIS ET AMICIS

H. Barbé.

AVANT-PROPOS

Avant d'aborder notre sujet, nous avons un devoir à remplir.
— Que notre savant maître, M. le professeur Trolard, d'Alger,
dont l'enseignement aussi élevé que pratique nous a donné l'idée
de ce travail, veuille bien recevoir ici l'expression de notre grande
reconnaissance ; si les pages qui vont suivre sont le résultat de nos
recherches et de nos observations personnelles, nous ne faisons
que remplir un devoir de justice en rendant publiquement hommage
à la profonde expérience et aux sages conseils du maître, si plein
de bonté, qui a dirigé notre éducation anatomique.

Au début de notre carrière médicale, nous devons et payons
avec tout notre cœur un large tribut de reconnaissance à tous nos
maîtres de l'Ecole d'Alger et de la Faculté de Montpellier, à nos
maîtres dans les hôpitaux, qui ont guidé avec tant d'intérêt nos
premiers pas au lit des malades.

Que Monsieur le professeur Gilis, dont l'accueil a été pour nous
empreint d'une si grande bienveillance, qui veut aujourd'hui nous
faire l'honneur d'accepter la présidence de cette thèse, veuille bien
recevoir ici le témoignage sincère de notre respectueuse et inalté-
rable reconnaissance.

M. le professeur Charpy, de Toulouse, et M. le professeur
agrégé Poirier, de Paris, ont été les inspirateurs involontaires de
cette thèse.

Après avoir lu (in *Traité d'Anatomie* de Poirier, T. II) la description que donnent ces auteurs des aponévroses postérieures de l'abdomen, et en particulier les pages qui concernent les insertions postérieures des muscles petit oblique et transverse, nous avions entrepris quelques dissections de cette région. — Au cours de nos recherches sur les insertions postérieures du petit oblique, à travers cette trame en apparence inextricable de l'aponévrose lombaire, nous nous sommes trouvé en présence de dispositions intéressantes, au sujet desquelles les traités classiques sont à peu près muets. Nous avons donc tenté de décrire cette aponévrose lombaire, en précisant la part qui revient à chacun des tendons aponévrotiques qui la constituent, en déterminant le mode d'enchevêtrement de ces groupes fibreux d'origines différentes, poursuivis jusqu'à leurs insertions exactes.— Recherchant la participation de l'aponévrose du transverse à cette même aponévrose lombaire, et conduit à étudier toute la région qui s'étend de la 12e côte au ligament ilio-lombaire, nous avons pu relever un certain nombre de particularités concernant la 12e côte, la composition du tendon postérieur du transverse, le ligament lombo-costal, l'arcade du carré des lombes, etc.

De cette série d'observations est né ce travail, dans lequel nous envisageons successivement les différents éléments de la paroi abdominale postérieure, squelette, muscles, aponévroses, etc, en insistant tout particulièrement sur les aponévroses.

Nous plaçant au point de vue purement descriptif, il n'entre pas dans notre cadre d'aborder le côté topographique de cette question. Et d'ailleurs, les travaux modernes, provoqués par l'essor qu'a pris en ces dernières années la chirurgie rénale, nous laissent, croyons-nous, peu à glaner sur un pareil terrain.

Nous terminons cet avant-propos en sollicitant l'indulgence de nos juges, dans l'espoir qu'ils nous sauront gré, moins des résultats et de la valeur même de ce travail que de l'intention très sincère en laquelle il a été conçu.

La paroi abdominale postérieure, occupant en hauteur l'espace compris entre la dernière côte et le ligament ilio-lombaire, limitée latéralement par les bords postérieurs verticaux des muscles grands obliques de l'abdomen, est constituée par différents plans musculaires et aponévrotiques superposés.

Dans cette étude, nous suivrons aussi exactement que possible leur ordre de superposition. Néanmoins, pour la commodité de notre description, qui d'ailleurs sera très brève sur certains points, nous réunirons dans un même chapitre un certain nombre d'éléments, en connexion tellement naturelle et évidente, qu'il serait impossible de les distraire d'une description commune. C'est ainsi, par exemple, que nous serons conduits à étudier la XII⁰ côte avec l'aponévrose du transverse et le ligament lombo-costal de Henle, que nous décrirons avec les insertions inférieures du muscle carré des lombes le ligament ilio-lombaire, etc.

Voici quel sera notre plan :

Chapitre I. — Peau et tissu cellulaire sous-cutané. — Aponévrose lombaire ; parties postérieures des muscles grand et petit oblique de l'abdomen ; triangle de Jean-Louis-Petit.

Chapitre II. — Muscles spinaux postérieurs. — XII⁰ côte ; aponévrose du muscle transverse (feuillet moyen des classiques) ; triangle lombo-costo-abdominal de Grynfeltt ; ligament lombo-costal de Henle.

Chapitre III. — Muscle carré des lombes ; feuillet antérieur de sa loge ; ligament ilio-lombaire ; ligament cintré du diaphragme.

Chapitre IV. — Considérations générales sur les aponévroses postérieures.

Nous joignons à ce travail quelques figures explicatives du texc, dessinées par nous-même d'après nature.

Nos dissections ont porté sur trente sujets. Pour faciliter nos recherches sur les aponévroses, nous avons employé les injections générales d'acide chromique à 1/40 et de formol à 20/1000. Le formol nous a paru excellent pour durcir les feuillets celluleux, le résultat étant obtenu quatre ou cinq ljours après l'injection. L'acide chromique, au contraire, convient particulièrement mieux aux lames tendino-aponévrotiques.

PAROI ABDOMINALE POSTÉRIEURE

DE SES APONÉVROSES EN PARTICULIER

CHAPITRE PREMIER

Peau et Tissu cellulaire sous-cutané. — D'une façon générale, la peau, glabre et sans aspect spécial, est libre et glisse facilement sur le plan musculo-aponévrotique sous-jacent. — Sur les sujets fortement musclés, elle se soulève de chaque côté de la ligne épineuse, suivant la saillie plus ou moins accusée de la Masse commune. La ligne des apophyses épineuses est alors marquée par une dépression au niveau de laquelle le fascia superficialis sous-jacent à la peau et au pannicule sous-dermique est plus dense qu'aux parties latérales : les fibrilles conjonctives du fascia, très fines et serrées, se placent verticalement et se confondent avec les fibres superficielles des ligaments surépineux.

Au niveau du bord externe de la masse commune, au-dessus du tiers postérieur de la crête iliaque, existe un méplat, très apparent chez les sujets à système musculaire fortement développé. Ce méplat est normalement occupé par une pelote graisseuse, *le bourrelet graisseux* du flanc, qui comble le vide qui existe entre le

2

bord externe de la masse commune et le bord postérieur du grand
oblique. Il est formé d'un amas de graisse rougeâtre, plus ou
moins volumineux, pouvant atteindre jusqu'à 8 et 10 centimètres
d'épaisseur (Poirier) chez les femmes très grasses. Cette masse
graisseuse est nettement distincte du pannicule sous-cutané ; ce
dernier, qui occupe toute l'étendue de la région lombaire, présente
une disposition et une épaisseur ordinaires. C'est, au contraire,
dans les mailles du fascia superficialis que se développe le bourrelet
graisseux ; ce fascia, en effet, au niveau de la crête iliaque et de
l'épine iliaque postéro-supérieure, se dédouble en une série de
lamelles superposées qui prennent insertion sur l'aponévrose lombaire en s'étageant les unes au-dessus des autres. Entre ces
lamelles se dépose la graisse, qui baigne les faisceaux vasculo-
nerveux à leur émergence de l'aponévrose. — Chez l'homme, ce
bourrelet graisseux n'arrive pas à effacer le méplat et laisse, visibles et tangibles, la crête iliaque et l'épine iliaque postéro-supérieure. Chez les obèses, le méplat disparaît et fait place à une
saillie convexe en dehors ; de plus chez la femme, cette infiltration
de graisse dans les mailles du fascia superficialis se continue sans
interruption à la région fessière ; la crête iliaque ne se signale plus
à l'extérieur, et la fesse semble remonter jusqu'au flanc. Ajoutons
qu'à la région fessière la disposition du fascia en lamelles superposées est encore plus accentuée.

APONÉVROSE LOMBAIRE. — L'aponévrose lombaire, ou lombo-
sacrée, est une des plus puissantes lames fibreuses de l'économie ;
elle occupe presque toute la largeur de la paroi abdominale postérieure, s'étendant en hauteur depuis la pointe du sacrum jusqu'aux
dernières vertèbres dorsales, empiétant même sur la partie inférieure de la région dorsale.

Répétons avec tous les auteurs que le terme « aponévrose »
appliqué à cette lame fibreuse est impropre, et qu'il est fâcheux
que la nomenclature anatomique ne possède pas deux mots diffé-

rents pour différencier, par exemple, les aponévroses du cou, qui
sont des toiles cellulo-fibreuses, de l'aponévrose lombaire, qui est
un tendon large. Ici, comme partout ailleurs, les toiles celluleuses
d'enveloppe existent sans doute ; mais la part qu'elles prennent à
la constitution de l'aponévrose lombaire est secondaire et peu
importante. — Quelques auteurs, Cruveilhier entre autres, l'appellent aponévrose du grand dorsal. Cette appellation, qui est adoptée
par les auteurs allemands, a l'avantage de rappeler la part prépon-
dérante que prend ce muscle à sa constitution ; en lui donnant de
plus le nom d'aponévrose d'insertion du grand dorsal, on évoque
bien le côté particulier du double rôle que joue ce plan fibreux :
aponévrose à la fois d'insertion et de contention. Mais l'expression
est encore inexacte, car l'aponévrose lombaire n'est pas représentée
par l'unique tendon du grand dorsal, mais par une réunion de
tendons émanés de muscles différents.

L'aponévrose lombaire comprend deux moitiés, de forme triangulaire, symétriques par rapport à la ligne médiane, représentée
ici par la ligne qui unit les apophyses épineuses ; l'ensemble figure
donc un vaste losange, que nous considérerons dans son ensemble:
pour se faire une idée exacte de la constitution du losange lombaire, il importe de ne pas se contenter d'en envisager une seule
moitié.

Le losange lombaire a son grand axe vertical ; de plus, son petit
axe coupe le précédent bien au-dessous de son milieu ; d'où il
résulte que nous aurons à envisager au losange deux grands côtés
supérieurs, et inversement deux petits côtés inférieurs. Chacun de
ces côtés est délimité par la ligne de fusion des fibres tendineuses
de l'aponévrose avec les fibres musculaires dont elles sont la continuation.

Côtés supérieurs. — Cette délimitation est surtout marquée
pour les grands côtés qui sont représentés par la ligne inter-tendino-
musculaire suivant laquelle le grand dorsal s'unit à l'aponévrose

lombaire. Cette ligne est concave en haut et en dehors ; elle est de plus toujours irrégulièrement découpée, les fibres musculaires dessinant des pointes qui s'avancent vers la ligne médiane. A ce niveau, l'aponévrose présente constamment une série d'éraillures superposées, au nombre de quatre ou cinq, la supérieure participant à la fois du muscle et de l'aponévrose, presque sous le bord inférieur du trapèze, l'inférieure située au point où ce côté du losange croise le bord externe de la masse commune. Ces éraillures donnent passage aux branches postérieures des ixe, x^e, xie et xiie nerfs dorsaux : ces nerfs, arrivés sous la peau, se divisent en filets internes et externes qui se distribuent aux téguments des régions dorsale inférieure et lombaire ; ils sont accompagnés des branches postérieures des vaisseaux intercostaux aortiques.

Les côtés supérieurs atteignent en haut les derniers faisceaux musculaires du trapèze, très obliquement descendants, sous lesquels ils se prolongent encore dans une étendue plus ou moins grande ; puis ils disparaissent, en même temps que le grand dorsal cesse d'exister et que l'aponévrose lombaire se continue avec le feuillet fibreux, qui est intermédiaire aux muscles petits dentelés. — En bas, les côtés supérieurs se terminent au niveau de l'insertion à la crête iliaque du tendon iliaque du grand dorsal, tendon iliaque qui fait suite aux faisceaux de ce muscle insérés à la 12e côte (à la 11e, lorsque la 12e est courte). Normalement, ce tendon occupe le quart postérieur de la lèvre externe de la crête iliaque. Mais quelquefois cette insertion est absente, et l'on aperçoit à sa place les fibres tendineuses du petit oblique, fibres auxquelles, nous le verrons, se réduit l'aponévrose ou mieux le tendon postérieur de ce muscle. Dans ce cas, c'est la ligne d'union des fibres tendineuses et des faisceaux musculaires postéro-inférieurs du petit oblique qui délimite la partie inférieure du côté supérieur du losange lombaire.

Côtés inférieurs. — Les petits côtés ou côtés inférieurs sont moins régulièrement tracés et plus accidentés que les précédents. Ils commencent sur le quart postérieur de la crête iliaque, point d'insertion du grand dorsal ; en l'absence de ce dernier, on aperçoit directement les insertions du petit oblique. Mais, que le tendon iliaque du grand dorsal existe ou non, on voit manifestement la continuation d'un certain nombre des fibres tendineuses qui s'insèrent à ce niveau avec celles qui servent aux insertions du moyen fessier. Nous reviendrons sur ce sujet en étudiant la texture de l'aponévrose lombaire. — Les côtés inférieurs passent par l'épine iliaque postéro-supérieure, en suivant une direction oblique en bas et en dedans, avec une légère concavité inférieure. L'obliquité est plus ou moins accusée, suivant que l'épine est plus ou moins rapprochée de la ligne médiane. Nous avons constaté que la distance transversale qui sépare les deux épines iliaques postéro-supérieures est toujours plus grande chez la femme que chez l'homme. Tandis que cette distance mesurée sur 10 sujets (5 hommes et 5 femmes) variait entre 50 et 70 millim. chez l'homme, elle variait entre 80 et 105 millim. chez la femme. Il en résulte que, chez cette dernière, les côtés inférieurs du losange lombaire sont plus rapprochés de la verticale et moins concaves que chez l'homme. Il en résulte aussi une plus grande largeur des gouttières sacrées chez la femme, une plus large surface d'insertion offerte à la masse commune.

Cette variation nous paraît un signe de quelque valeur pour différencier le bassin de l'homme de celui de la femme. Dans le cas où ce signe aurait été déjà signalé, nous nous bornons à le rappeler.

De l'épine iliaque postéro-supérieure, les côtés inférieurs du losange descendent vers les tubercules sacrés postéro-externes correspondant aux quatrièmes trous sacrés ; c'est-à-dire qu'ils suivent le ligament sacro-iliaque postérieur (sacro-épineux de Bichat), dont le feuillet superficiel donne insertion aux fibres profondes du muscle grand fessier : nous verrons qu'au contraire les fibres superficielles de ce muscle s'unissent à l'aponévrose lombaire. — Cette seconde portion des côtés inférieurs du losange lombaire est presque verticale et rectiligne, surtout chez l'homme, un peu concave en dehors chez la femme.

Angle supérieur. — L'angle supérieur du losange lombaire devrait correspondre au point de convergence sur la ligne épineuse des deux côtés supérieurs. Par suite de la présence à ce niveau de l'extrémité inférieure de l'insertion médiane du trapèze, cet angle est tronqué ; un petit triangle aponévrotique à sommet inférieur, faisant suite aux fibres charnues du trapèze, vient empiéter sur l'aire de l'angle supérieur du losange, au niveau des dernières apophyses dorsales ; il en résulte la formation de deux cornes latérales, à concavité externe, à pointes dirigées en haut, limitées en dehors par les bords supérieurs du losange, en dedans par les bords obliques du trapèze. Leur hauteur au-dessus de l'insertion inférieure de la pointe du trapèze est variable ; elle mesure en moyenne 4 centim., mais nous l'avons vue atteindre 7 centim.

Les auteurs classiques, Sappey entre autres, placent l'extrémité inférieure de l'insertion médiane du trapèze au niveau de l'apophyse épineuse de la douzième vertèbre dorsale. « Quelquefois «cependant, dit Sappey, elle ne descend pas au delà de la onzième «et même de la dixième vertèbre dorsale. » — Au cours de nos dissections, nous n'avons trouvé que 6 fois sur 30 sujets la pointe du triangle aponévrotique descendant jusqu'à la douzième dorsale, et ce que Sappey considère comme l'exception, nous paraît être la règle, à en juger tout au moins par nos dissections.

Mais, là ne s'arrêtent pas les insertions du trapèze. Chez les sujets fortement musclés apparaît une disposition, qui existe d'ailleurs dans tous les cas, mais moins évidente et moins propre à attirer l'attention. Le sommet du triangle aponévrotique trapézien est beaucoup plus effilé ; de sa pointe, on voit très nettement partir de petits tendons, continuation manifeste des fibres du trapèze, qui descendent au-dessous de la douzième apophyse épineuse dorsale jusqu'à la troisième et même jusqu'à la quatrième apophyse lombaire. Ce sont parfois de gros cordons tendineux, polygonaux, de 1 ou 2 millim. de diamètre, séparés les uns des autres par des plans de fibres transversales ou obliques appartenant à l'aponévrose lombaire ; chez les sujets peu musclés ce sont de simples trousseaux fibreux qu'on ne peut isoler les uns des autres. Ces tendons passent sur les sommets des apophyses épineuses en leur adhérant par leur face profonde, et leur abandonnant une partie de leurs fibres. Dans les espaces interépineux, ils adhèrent de même aux ligaments interépineux, et finissent épuisés au niveau de la quatrième apophyse lombaire. — Chez tous les sujets, il est possible par une dissection attentive de reconnaître la présence de ces fibres trapéziennes, en plus ou moins grand nombre. Elles nous paraissent constituer, en partie sinon en totalité, le ligament surépineux de la région lombaire. Nous avons déjà signalé à ce niveau la condensation sur la ligne épineuse du tissu cellulaire sous-cutané, disposant en sens longitudinal ses fibrilles. Nous verrons au second chapitre les rapports qu'affectent ces insertions trapéziennes avec les fibres de l'aponévrose lombaire. — Ajoutons qu'on voit dans quelques cas de véritables petits tendons effilés se détacher du raphé épineux, pour se jeter à la face profonde du derme à ce niveau.

Angle inférieur. — Cet angle est situé sur la face postérieure du sacrum, au niveau de la quatrième pièce sacrée. Il est plus ou moins tronqué suivant les sujets ; sa délimitation est très imparfaite, et l'on pourrait aussi bien placer son sommet à la pointe du coccyx. A ce niveau, en effet, l'aponévrose lombaire n'existe plus à proprement parler ; nous verrons qu'elle n'est plus représentée que par l'origine de l'épaisse lame tendineuse qui tapisse la face postérieure de la masse commune, lame qui se confond plus ou moins avec les ligaments sacro-coccygiens postérieurs.

Angles latéraux. — Ils sont situés aux extrémités du petit axe du losange, sur le quart postérieur de la crête iliaque. Nous les décrirons en parlant de la fossette lombaire latérale et du triangle de Jean-Louis Petit.

Dimensions du losange lombaire. — Nous avons mesuré ces dimensions sur 12 sujets adultes.

La plus grande hauteur, mesurée de la quatrième pièce sacrée à la pointe du triangle aponévrotique médian du trapèze, a été de 35 centim.; la hauteur maximum de 24; la hauteur moyenne 28 centim.

La largeur, mesurée du bord externe du tendon iliaque du grand dorsal d'un côté, au bord externe du grand dorsal opposé, nous a donné un maximum de 26 centim., un minimum de 16, et une moyenne de $21^{cm},75$.

La hauteur des cornes supéro-latérales au-dessus de l'insertion de la pointe trapézienne a été de 7 centim. (maximum), de 3 centim. (minimum); chiffre moyen, 4 centim.

En prenant les chiffres moyens, nous obtenons donc pour les grandes dimensions du losange : hauteur $= 28$ centim.; largeur $= 21^{cm},75$.

TEXTURE DE L'APONÉVROSE LOMBAIRE. — Lorsque par la dissection on a enlevé la peau et le tissu cellulaire sous-cutané, on arrive sur une lame nacrée resplendissante. Ce qui frappe tout d'abord, en considérant l'une des moitiés symétriques du losange lombaire, c'est l'entre-croisement des fibres qui le constituent. C'est l'étude de cet entre-croisement qui nous a conduit à tenter une description nouvelle des lames tendineuses dont le groupement forme notre aponévrose. Les traités d'anatomie moderne (Sappey, Fort, Testut, Debierre, W. Krause, etc.) se contentent de signaler d'un mot l'entre-croisement; seul Cruveilhier (Tom. I, pag. 517, 1877) a insisté sur cette disposition et a consacré à

l'aponévrose lombaire, qu'il appelle aponévrose du grand dorsal,
une remarquable description. Ajoutons que M. Charpy (in *Anat.
de Poirier*, Tom. II, pag. 461) a vu et décrit cet entre-croisement.

« Mais, dit Cruveilhier à ce sujet, il est impossible de séparer
»par la dissection, même avec le secours de l'acide nitrique
»étendu d'eau, les lamelles aponévrotiques qui appartiennent à
»chaque muscle. »

Grâce aux injections de formol et d'acide chromique, nous
avons pu, par une dissection minutieuse, pénétrer plus avant
dans les détails d'une structure si compliquée, prendre à leurs
origines les différentes fibres qui entrent dans la constitution de
ce treillage, et les suivre jusqu'à leur terminaison. — Disons à
ce sujet qu'il nous a paru bon de ne commencer la dissection que
plusieurs jours après l'injection, afin d'obtenir une imbibition
parfaite des lamelles fibreuses. Tous les sujets d'ailleurs ne se
prêtent pas également bien à ce genre de recherches ; les sujets
très fortement musclés, même gras, nous ont paru devoir être
préférés.

Tous les auteurs sont d'accord quand il s'agit d'énumérer les
aponévroses d'insertions dont la réunion constitue l'aponévrose
lombaire.

Empruntons à Cruveilhier cette nomenclature :

« L'aponévrose, dit-il, est en effet le résultat de la fusion de
plusieurs aponévroses : 1° De l'aponévrose d'insertion du grand
dorsal ; 2° De l'aponévrose du petit dentelé inférieur, qui est intimement confondue avec elle dans ses deux tiers internes, et qui
ne s'en sépare que dans son tiers externe ; 3° De l'aponévrose du
petit oblique de l'abdomen, qui n'occupe que la partie inférieure
de cette aponévrose ; 4° Du feuillet postérieur de l'aponévrose du
muscle transverse de l'abdomen. — Enfin, le grand fessier, dans
l'intervalle qui sépare l'épine iliaque postérieure et supérieure de
la troisième pièce du sacrum, prend son insertion à une aponé-

vrose confondue avec la partie inférieure de l'aponévrose du grand
dorsal . . . . . »

Il faut déclarer tout de suite que les difficultés de description,
qui semblent devoir résulter de cette complexité des feuillets, sont
plus apparentes que réelles. En effet, les fibres du grand dorsal
et celles du petit dentelé inférieur doivent être étudiées comme un
seul et même groupe ; celles qui constituent le tendon postérieur
du petit oblique obéissent aux mêmes lois que les précédentes et
n'occupent d'ailleurs qu'une petite étendue de la portion inféro-
externe de l'aponévrose ; quant au feuillet postérieur du transverse admis par tous les auteurs, nous verrons qu'il n'existe pas ;
nous décrirons les attaches du grand fessier avec le grand dorsal
et le petit oblique ; enfin, l'aponévrose postérieure de la masse
commune, que certains auteurs ajoutent encore dans la description, ne fait pas, à proprement parler, partie de l'aponévrose, à
laquelle elle s'accole seulement au niveau de l'angle inférieur du
losange.

GRAND DORSAL ET PETIT DENTELÉ INFÉRIEUR. — Les faisceaux
musculaires du grand dorsal descendent presque verticalement,
légèrement obliques en bas et en dedans. Les faisceaux musculaires du petit dentelé sous-jacent, émanés des trois ou quatre
dernières côtes, observent la même orientation oblique, mais se
rapprochent davantage de l'horizontale ; les fibres tendineuses
qui font suite à ce dernier muscle continuent sans déviation la
direction des faisceaux musculaires. Au contraire, les fibres tendineuses du grand dorsal forment avec les fibres musculaires qu'elles
prolongent un angle très obtus ouvert en haut et en dedans, dont
le sommet correspond à la ligne inter-tendino-musculaire ; et cet
angle est tel que les fibres tendineuses du grand dorsal se placent
parallèles aux fibres tendineuses du petit dentelé et se confondent
avec elles, plus intimement à mesure qu'on se rapproche de la
ligne épineuse. Retenons donc cette déviation du tendon du grand

dorsal, qu'on aperçoit d'ailleurs très facilement dès qu'on découvre l'aponévrose, et qui est plus accentuée à la partie supérieure du losange où les fibres sont presque horizontales.

Les fibres du grand dorsal et celles du petit dentelé inférieur se dirigent donc unies vers la ligne épineuse ; mais tandis que les premières atteignent cette ligne depuis la X° ou XI° apophyse dorsale jusqu'au-dessous de la V° lombaire, les secondes n'y occupent que la distance qui sépare la X° ou XI° dorsale de la III° ou IV° lombaire. Cette restriction faite, étudions leur marche commune, et, pour plus de clarté dans la description, envisageons par exemple les fibres du grand dorsal et du petit dentelé du côté droit. — Obliques de dehors en dedans et de haut en bas, elles arrivent aux apophyses épineuses unies entre elles par les ligaments interépineux et recouvertes par les fibres trapéziennes que nous avons décrites. Là les unes, en petit nombre, s'insèrent immédiatement en se recourbant d'arrière en avant, sur le pourtour des sommets des apophyses et aussi dans une petite rainure verticale qui occupe chacun de ces sommets ; quelques-unes encore, plongeant profondément, se perdent sur les ligaments interépineux. Mais, contrairement à la description classique, ce n'est point là la terminaison de la plus grande partie des fibres ; d'ailleurs, ces insertions épineuses n'existent plus au-dessous de la IV° apophyse lombaire.

La majorité des fibres passent de droite à gauche, dans la moitié opposée du losange, depuis la pointe du triangle aponévrotique trapézien (nous avons même vu des fibres franchir la ligne médiane au-dessous de lui) jusqu'à 4 ou 5 centim. au-dessous de la V° apophyse lombaire. Ce passage s'effectue surtout dans les intervalles interépineux, disposition qui est bien apparente dans le tiers supérieur de la région. Mais, même sur le sommet des apophyses épineuses, on voit des groupes de fibres franchir la ligne médiane, appliquées sur les apophyses par les fibres trapéziennes (ligament sur-épineux). — Nous n'envisageons que les fibres passant de droite à gauche : la réciproque étant vraie pour les fibres du côté opposé, il en résulte au niveau de la ligne épineuse la présence d'un élégant entrecroisement, qui devient tout à fait évident au-dessous de la IV⁰ apophyse lombaire, point où le ligament sur-épineux n'existe plus.

Après avoir effectué ce passage de droite à gauche, les fibres conservent leur direction descendante, mais elle se relèvent toujours un peu, de façon à dessiner sur la partie gauche de l'aponévrose une série de courbes à convexité supéro externe. De plus, le passage ne s'effectue pas sur un plan unique, du moins jusqu'à la IV⁰ apophyse lombaire. On remarque en effet qu'une partie des fibres droites franchit la ligne médiane superficiellement, l'autre profondément.

Les fibres droites superficielles passent soit au-dessus, soit au-dessous des petits tendons trapéziens ; arrivées à gauche, elles occupent encore une situation toute superficielle, recouvrant les fibres descendantes en sens inverse du grand dorsal et du petit dentelé gauches. Ces fibres superficielles forment là un plan qui est parfois continu quoique relativement mince ; le plus souvent, elles se distribuent par paquets, surtout visibles à la partie supérieure de l'aponévrose, point où leur trajet est assez court.

Les fibres droites profondes, au contraire, arrivées à la ligne médiane, dans les intervalles interépineux, se recourbent d'arrière en avant, s'engagent entre les tendons trapéziens et même entre les fibres superficielles des ligaments interépineux, s'entrecroisent avec les fibres homologues gauches et viennent occuper à gauche le plan le plus profond de l'aponévrose, à la face profonde des fibres descendantes en sens inverse du grand dorsal et du petit dentelé gauches. C'est dire qu'elles sont complètement invisibles sans préparation préalable ; cependant chez certains sujets l'aponévrose présente des éraillures superficielles, à travers lesquelles on peut les apercevoir. — Dans la partie supérieure du losange, par suite de la présence du tendon du dentelé gauche non encore complète-

ment fusionné au tendon du grand dorsal du même côté, on voit
des fibres profondes droites s'interposer entre les deux tendons,
de sorte qu'à ce niveau ce sont les fibres du dentelé gauche qui
occupent le plan le plus profond. — D'une façon générale, dans la
région supérieure du losange, les fibres profondes droites arrivées
à gauche ne forment pas un plan continu, mais se disposent en
lamelles minces et nacrées, séparées les unes des autres par des
éraillures larges. Au contraire, au-dessous de la IV⁰ apophyse
lombaire, à gauche, les fibres superficielles droites n'existent plus
qu'à l'état de toile celluleuse, et on peut dire qu'à ce niveau le
passage des fibres de droite à gauche se fait sur un seul plan, qui
est profond, caché par les fibres descendantes de gauche à droite
du grand dorsal et du dentelé.

En résumé, si nous envisageons l'ensemble de l'aponévrose
lombaire dans la région gauche, nous la trouvons constituée, en
allant de la superficie vers la profondeur :

1° Par un plan superficiel, fibres superficielles de droite, obliques en bas et en dehors;

2° Par un plan moyen, fibres gauches, obliques en bas et en
dedans ;

3° Par un plan profond, fibres profondes de droite, obliques en
bas et en dehors.

En d'autres termes, le plan moyen du côté droit est venu former à gauche les plans superficiel et profond, entre lesquels se
trouve le plan moyen du côté gauche.

Mais comment se terminent, à gauche, les plans superficiel
et profond ?

Plan superficiel (fig. 1). — Les fibres qui constituent ce plan
présentent de nombreuses variations en volume et en nombre, et
ne sont absolument constantes qu'au niveau des II⁰, III⁰ et IV⁰
apophyses lombaires. Chez certains sujets, elles sont résistantes

et nacrées, en tout analogues à celles du plan moyen, mais plus ou moins éparpillées ; plus rarement, réduites à l'état de lame mince et moins brillante, elles forment un plan continu sur toute la hauteur de l'aponévrose : il est alors difficile de les différencier de la toile celluleuse feutrée qui, ici comme partout dans l'économie, revêt la face postérieure de l'aponévrose lombaire, et qu'on décrit avec le fascia superficialis ; cette toile n'étant que la continuation de l'aponévrose d'enveloppe du grand dorsal, unie suivant la partie postérieure de la crête iliaque et le bord postérieur de l'os coxal avec l'aponévrose d'enveloppe des muscles moyen et grand fessiers. — Quoi qu'il en soit, un grand nombre des fibres du plan superficiel se jettent dans ce, feuillet cellulaire et dans le fascia superficialis ; ces fibres se prolongent ainsi sur l'aponévrose des fessiers, par dessus la crête iliaque et la tubérosité iliaque postérieure. D'autres descendent parallèles au bord musculaire du grand dorsal ; arrivées sur le tendon iliaque de ce muscle, elles s'enchevêtrent avec ses fibres, décrivent des arcades concaves en haut, puis vont se perdre sur l'aponévrose d'enveloppe du grand oblique ; quelques-unes même s'insèrent à ce niveau sur la crête iliaque. D'autres encore, s'engageant à différentes hauteurs dans une des éraillures de l'aponévrose qui donnent passage aux faisceaux vasculo-nerveux, vont s'unir au plan profond. Inversement, on peut voir des fibres du plan profond devenir superficielles, surtout au voisinage du bord externe de la masse commune.

Plan profond (fig. 1). — Après avoir sectionné le grand dorsal perpendiculairement à ses faisceaux musculaires au niveau de la 11ᵉ côte, enlevons le lambeau inférieur en le décollant prudemment avec le doigt. Arrivé à l'aponévrose, nous entraînons le plan moyen et le plan superficiel, mais le plan profond reste en place, recouvrant immédiatement la face postérieure de la masse commune. En dehors de celle-ci, nous apercevons les faisceaux postérieurs du grand oblique avec son bord vertical ; entre ce bord et

la masse commune, nous trouvons, de haut en bas, le bord inférieur du petit dentelé et la pointe de la dernière côte, le triangle
de Grynfeltt, enfin le bord postérieur du petit oblique et son tendon
postérieur.

L'aponévrose d'enveloppe qui tapisse la face superficielle du grand
oblique se continue, au delà de son bord postérieur, en se confondant avec celle du petit oblique et avec celle du petit dentelé inférieur en haut. De plus, arrivée au bord externe de la masse commune, elle vient, réduite à une simple lamelle cellulaire, revêtir
la face profonde de l'aponévrose lombaire jusqu'à la ligne médiane,
comprenant dans son épaisseur les fibres du plan profond. Cette
toile cellulaire est l'homologue du feuillet celluleux que nous avons
décrit à la face superficielle de l'aponévrose lombaire. Au niveau
du grand oblique, c'est aussi une simple toile celluleuse; au contraire, si on la considère sur la portion du petit oblique qui déborde
en arrière le grand oblique, et surtout au voisinage de la pointe
de la XII° côte, on voit que cette aponévrose d'enveloppe se trouve
renforcée par un certain nombre de faisceaux de fibres nacrées,
très apparentes chez les sujets bien musclés. Ces fibres sont obliquement descendantes en bas et en dehors; elles s'étendent en
hauteur depuis le bord inférieur du petit dentelé et la 12° côte
jusqu'à la crête iliaque; en les poursuivant vers la ligne médiane,
on s'aperçoit qu'elles ne sont autre chose que des fibres du plan
profond de l'aponévrose lombaire, à leur terminaison latérale.
Celles qui occupent la partie supérieure de ce plan descendent
parallèles à la dernière côte, et on aperçoit presque toujours un
certain nombre d'entre elles (celles que nous avons vues s'interposer aux fibres du grand dorsal et du petit dentelé), passer en
sautoir sur la face postérieure et le bord inférieur de ce dernier
muscle pour se fixer à la pointe de la 12° côte, en confondant à ce
niveau leurs insertions avec celles du grand et du petit oblique.
— Celles qui arrivent au-dessus de la crête iliaque s'entremêlent
avec les fibres du tendon iliaque du grand dorsal et du tendon

postérieur du petit oblique: une partie se fixe à la crête iliaque, ou se prolonge au delà sur les insertions du moyen fessier. — Enfin, les fibres intermédiaires à ces deux groupes extrêmes se perdent sur l'aponévrose d'enveloppe du petit oblique, tapissant le triangle de Jean-Louis Petit, quand il existe. — Mais une bonne moitié de ces fibres du plan profond, arrivées au bord externe de la masse commune, se recourbent en avant, et, traversant la toile celluleuse d'enveloppe du petit oblique et pénétrant entre les fibres du tendon postérieur de ce dernier, vont se jeter sur l'aponévrose du transverse, en dehors de la masse commune. Quelques-unes même, et ceci existe en général au niveau du ligament ilio-lombaire, après avoir contourné d'arrière en avant le bord externe de la masse commune, s'accolent à la face postérieure de l'aponévrose du transverse et descendent ainsi se fixer au sommet des dernières apophyses costiformes; la masse commune se trouve comprise à ce niveau dans une sorte d'anse fibreuse.

En résumé, depuis le bord supérieur de la dernière côte jusqu'à la crête iliaque, une partie des fibres du plan profond de l'aponévrose lombaire se jettent sur l'aponévrose du transverse. *Ainsi s'unissent l'une à l'autre ces deux aponévroses.* Leur union se fait suivant le bord externe de la masse commune. Comme le dit très heureusement M. Charpy, elle consiste en une véritable *suture* des deux plans aponévrotiques; les fibres suturantes sont fournies par le plan profond de l'aponévrose lombaire, c'est-à-dire qu'elles émanent du grand dorsal et du petit dentelé du côté antonyme à celui où se fait la suture. Ce sont ces fibres, obliquement dirigées en bas et en dehors, que l'on a décrites comme formant le *feuillet postérieur du muscle transverse de l'abdomen*. Par le fait de cette suture, il existe en dehors du bord externe de la masse commune un raphé latéral dans les mailles duquel on trouve constamment un certain nombre de pelotons adipeux, disposés en traînée, et quelques petits vaisseaux. La résistance de ce raphé est plus grande au-dessus de la crête iliaque, par suite de la présence à ce niveau du tendon du petit oblique, adhérent au tendon iliaque du grand dorsal en arrière, au tendon transversaire en avant ; elle diminue en remontant vers le bord inférieur du petit dentelé et de la côte : là, la suture disparaît ; mais, nous l'avons dit, un faisceau de fibres du plan profond se fixe souvent à la pointe de la dernière côte et maintient l'aponévrose lombaire accolée à ce niveau. De plus, le ligament lombo-costal de Henle, envoie parfois en ce point un certain nombre de fibres, descendantes en bas et en dedans, à la face profonde de l'aponévrose lombaire.

Mais nous avons vu qu'au dessous de la 4ᵉ apophyse lombaire environ, le passage des fibres droites à gauche se faisait sur un seul plan qui se plaçait profondément. Comment se termine ce plan profond dans cette partie inférieure du losange lombaire ? Il atteint la tubérosité iliaque postérieure et le bord postérieur de l'os iliaque au niveau des insertions du muscle grand fessier, et il est manifeste que ses fibres s'unissent à une infinité de tendons minuscules qui font suite aux faisceaux musculaires superficiels du grand fessier (les faisceaux profonds s'insérant sur l'os et les parties fibreuses qui le recouvrent). — Cette union est déjà visible sur la tubérosité iliaque postérieure, mais elle est surtout évidente dans l'intervalle qui sépare cette tubérosité du 4ᵉ tubercule sacré postéro-externe. Il existe là une ligne inter-tendino-musculaire en tous points analogue à celle qui constitue les côtés supérieurs du losange lombaire. Les fibres tendineuses du grand fessier se groupent pour former de petits tendons, de dimensions très appréciables chez certains sujets, qui, après s'être coudés à leur union avec le muscle, montent presque verticalement pour se continuer bientôt par les fibres du plan profond lombaire. Entre ces tendons on trouve fréquemment de petits orifices qui donnent passage à des filets émanés des branches postérieures des nerfs sacrés.

De cette disposition il résulte que le grand fessier du côté gauche, par exemple, se continue par l'intermédiaire de l'aponé-vrose lombaire avec le grand dorsal du côté droit. On trouve notée dans Cruveilhier cette « continuité des fibres aponévrotiques inférieures du grand dorsal avec les fibres aponévrotiques d'origine du grand fessier du côté opposé ».

Nous allons voir que les fibres du tendon postérieur du petit oblique participent à cette union avec les muscles grands fessiers.

Petit oblique. — Au-dessus de la crête iliaque, au point où le raphé latéral atteint cette crête, les fibres tendineuses inférieures et externes du grand dorsal s'accroissent en nombre et en épaisseur par l'arrivée du tendon postérieur du petit oblique. — La description qui dote ce muscle d'un tendon postérieur, étendu en hauteur de la 12ᵉ côte à la crête iliaque, ne doit pas, à notre avis, être conservée : outre que le petit oblique devrait avoir dans ce cas une direction transversale, ce qui n'est pas, il suffit de quelques dissections pour s'apercevoir que le tendon postérieur de ce muscle mesure en hauteur de 6 à 8 centim. au maximum, parfois moins encore, et qu'il ne recouvre que la moitié inférieure du raphé latéral. — Les faisceaux musculaires postérieurs du petit oblique insérés aux sommets, et quelquefois aux bords inférieurs des deux dernières côtes sur une courte étendue, ont une direction fortement oblique en bas, en arrière et en dedans. Sans le tendon iliaque du grand dorsal, ils se continuent par une lame tendineuse nacrée, dont les fibres externes, mesurant à peine 1 centim. de longueur se fixent à l'interstice de la crête iliaque. Au contraire, les fibres internes, longues, franchissent le raphé en se déviant légèrement en haut, et s'unissent aux fibres du grand dorsal (plan moyen), avec lesquelles elles se portent vers la ligne épineuse. — Chez un certain nombre de sujets, au point où émerge en quelque sorte le tendon du petit oblique, à la partie inférieure du raphé, les fibres du grand dorsal subissent un écartement qui isole le tendon iliaque du grand dorsal du reste de l'aponévrose. — Les fibres supérieures du tendon du petit oblique atteignent la ligne médiane au niveau de la 4ᵉ apophyse lombaire, rarement plus

haut. Les inférieures passent sur la lèvre externe de la crête iliaque en avant de la tubérosité iliaque postérieure, s'infléchissent
en la recouvrant et forment ainsi un faisceau, qui tapisse cette
crête jusqu'à la tubérosité, et dont le bord inférieur surplombe la
fosse iliaque externe et les insertions du moyen fessier. Ce faisceau adhère à l'aponévrose d'enveloppe du moyen fessier ; il se
termine sur la tubérosité en entremêlant ses fibres avec celles qui
unissent en ce point, comme nous l'avons vu, le muscle grand
fessier au plan profond de l'aponévrose lombaire.

Le long et en dedans du raphé latéral à sa partie inférieure,
entre les fibres unies du grand dorsal et du petit oblique, se
trouve une série de petits orifices, baignés par la graisse du bourrelet du flanc, dont les plus importants livrent passage aux branches postérieures des trois premiers nerfs lombaires ; le 5ᵉ nerf
sort au-dessous du faisceau de fibres qui recouvre la crête
iliaque.

A l'exception de ce dernier faisceau, les fibres du petit oblique
unies à celles du grand dorsal se portent obliquement en bas
vers la ligne médiane, tangentes à la tubérosité iliaque postérieure ;
elles franchissent les 4ᵉ et 5ᵉ apophyses épineuses lombaires, presque sans s'y arrêter, et vont s'unir au grand fessier du côté opposé,
suivant la disposition que nous avons décrite plus haut. — Mais,
par suite de la direction oblique de ces fibres, dont les plus inférieures sont tangentes à la tubérosité iliaque postérieure, l'angle
inférieur du losange lombaire en est presque complètement privé ;
à sa partie toute inférieure, on aperçoit directement les fibres de
l'aponévrose postérieure de la masse commune.

Cette aponévrose, très épaisse, s'insère sur tout le pourtour de la
gouttière sacrée ; elle se confond en bas avec les ligaments sacro-
coccygiens et est latéralement soudée au ligament de Bichat. Elle
forme d'abord une lame indivise unie au plan profond de l'aponévrose lombaire jusqu'à la 4ᵉ ou 5ᵉ apophyse lombaire. Au-dessus,
la lame cellulaire que nous avons décrite, sépare les deux for-

mations.— Bientôt, l'aponévrose de la masse commune se clive,
et se partage en trois languettes au point où le sacro-lombaire, le
long dorsal et le transversaire épineux commencent à se différencier. Et ce sont les tendons des faisceaux postérieurs de ces muscles qui, par leur réunion, constituent l'aponévrose. On observe
parfois une série de bandelettes tendineuses, quelquefois très
grosses, qui s'étendent horizontalement à la face postérieure de
cette aponévrose, et qui semblent destinées à maintenir l'adhé-
rence latérale entre les faisceaux tendineux.

TRIANGLE DE JEAN-LOUIS-PETIT. — On désigne en France, sous
ce nom, une petite région de la paroi abdominale postéro-latérale,
véritable point faible, au niveau duquel on a vu se faire jour des
abcès périnéphrétiques, au niveau duquel surtout arrive sous les
téguments la hernie lombaire. Cette région a la forme d'un triangle à base reposant sur la crête iliaque ; elle confine à l'angle
latéral du losange lombaire, et est limitée en arrière par le bord
externe du faisceau du grand dorsal inséré à la dernière côte d'une
part et à la crête iliaque de l'autre, en avant par le bord postérieur du muscle grand oblique de l'abdomen. L'aire de ce triangle
est occupée par le petit oblique recouvert de son aponévrose d'enveloppe, au-dessous duquel se trouve le muscle transverse. Plus
superficiellement, tendue du bord postérieur du grand oblique au
bord externe du grand dorsal, s'étale l'aponévrose d'enveloppe du
grand oblique unie à celle du grand dorsal et renforcée par un
certain nombre de fibres transversales qui décrivent des arcades à
concavité supérieure et qui, comme nous l'avons vu, appartiennent au plan superficiel de l'aponévrose lombaire.

Ce triangle est loin d'être constant. Il existe 78 fois sur 100
pour W. Krause et 77 fois sur 100 pour Lesshaft. Sur 17 sujets
que nous avons plus spécialement examinés à ce point de vue,
nous avons constaté son existence 12 fois, soit environ 72/100.
Mais encore faut-il ajouter que, chez 8 de ces 12 sujets, les

dimensions du triangle n'excédaient pas 10 à 15 millim., tant pour la base que pour la hauteur.

Rien n'est en effet plus variable que le point où le bord externe du grand dorsal, oblique en bas et en arrière, croise le bord postérieur du grand oblique, sensiblement vertical. La hauteur et la largeur du triangle sont d'autant diminuées que le croisement des deux muscles se fait en un point plus rapproché de la crête iliaque ; dans un grand nombre de cas, les deux bords superposés restent à peu près parallèles sur tout leur trajet, ou ne s'écartent l'un de l'autre que pour limiter une fente étroite que comblent les aponévroses d'enveloppe. — Au contraire, il est des cas où le triangle de Petit se trouve anormalement agrandi ; lorsque les insertions du grand dorsal à la crête iliaque viennent à manquer. Dans ce cas, le faisceau de ce dernier muscle inséré à la dernière côte s'incurve en descendant vers le raphé latéral et se comporte comme les faisceaux supérieurs, en se continuant par des fibres tendineuses, en petit nombre, qui se confondent avec celles du petit oblique au niveau du raphé. Dans ce cas, le triangle occupe la fossette lombaire latérale et est limité en arrière par le raphé ; il forme l'angle latéral du losange lombaire. Sa base mesure alors 4 et 5 centim., sa hauteur peut atteindre 6 centim. — Son aire est occupée par les derniers faisceaux musculaires du petit oblique en dehors, et par le tendon postérieur de ce muscle en dedans ; on aperçoit alors très facilement les fibres des plans superficiel et profond de l'aponévrose lombaire qui se perdent à ce niveau. — Ajoutons que, sous le bord postérieur du grand oblique, et fréquemment dans l'aire même du triangle, on voit émerger au-dessus de la crête iliaque, un rameau fessier du nerf grand abdomino-génital, accompagné d'une branche de la 4e artère lombaire

CHAPITRE II

Muscles spinaux postérieurs. — Lorsqu'on enlève l'aponévrose lombaire, on met à découvert la face postérieure de ces muscles, au nombre de trois (sacro-lombaire, long dorsal, transversaire épineux), réunis en une seule masse musculaire qui porte le nom de *Masse* commune.

Nous n'insisterons pas sur la description de ces muscles, dont nous voulons seulement signaler la présence dans la loge aponévrotique que ferment, en arrière l'aponévrose lombo-sacrée, en avant l'aponévrose du transverse, ces deux plans fibreux étant, comme nous l'avons vu, soudés l'un à l'autre. — Nous avons décrit cette lame tendineuse épaisse qui occupe la face postérieure de ces muscles, adhérente à l'aponévrose lombaire dans son tiers inférieur, séparée d'elle dans sa partie supérieure par un mince feuillet de glissement. — La face antérieure des muscles, au contraire, est directement en rapport avec le plan ostéo-fibreux sous-jacent (apophyses costiformes et tendon du transverse), sans interposition de lame cellulaire.

Rappelons que jusqu'en ces dernières années, le sacro-lombaire était décrit comme dépourvu de faisceaux d'insertion aux apophyses costiformes, qui représentent les côtes en cette région. Le professeur Trolard, d'Alger, notre maître, a montré qu'en cette région comme à la région dorsale, le sacro-lombaire envoyait, de bas en haut et un peu de dehors en dedans, une série de cinq languettes musculaires, qui se fixaient au sommet des apophyses costiformes. Ces faisceaux, et principalement les trois supérieurs,

présentent le caractère particulier d'adhérer, parfois très fortement, au plan fibreux du transverse, situé en avant d'eux; il en est
d'ailleurs de même du faisceau du sacro-lombaire qui s'insère
au bord inférieur de la dernière côte.

La largeur de la masse commune, prise à mi-chemin de la crête
iliaque et de la dernière côte est en moyenne de 7 centim. 1/2. C'est
le chiffre qu'adopte Récamier. Cependant, chez les sujets bien musclés, on la voit atteindre 8 centim. 1/2 et même 9 centim.; inversement, elle peut descendre jusqu'à 5 centim. — Cette largeur
n'est d'ailleurs pas la même partout; maximum au niveau de la
côte, sur laquelle le paquet musculaire s'étale, elle est un peu
moindre au niveau de la crête, puis diminue progressivement à
mesure qu'on descend la gouttière sacrée.

Douzième côte. — Avant de parler des insertions postérieures
du muscle transverse de l'abdomen, disons quelques mots des
variations de longueur et de direction de la 12e côte : ainsi, nous
n'aurons pas à en faire l'objet d'une digression lorsque nous décrirons les insertions des fibres du transverse à son niveau.

Et d'abord, la 12e côte peut-elle manquer ? — Tous les auteurs
citent des faits dans lesquels, se comportant comme une côte lombaire, elle s'est soudée à la 12e vertèbre dorsale, descendant ainsi
au rang de simple apophyse costiforme. Cette anomalie pouvant
être symétrique ou unilatérale. — Höll (*Bedeutung der Zwölften
Rippe bei Nephrectomie, Arch. für Klin. Chir.* XXV, pag. 224),
examinant 60 cadavres a constaté *trois* fois l'absence de la 12e
côte, soit 1 fois sur 20. — Récamier (*Etude sur les rapports du
rein*, etc. — Th. Paris, 1889, pag. 8-21) au contraire, nous dit
ne l'avoir jamais vue manquer sur les 50 sujets qu'il a disséqués.
Nos propres observations nous portent à considérer cette absence
comme des plus rares. Les 30 sujets sur lesquels ont porté nos
recherches possédaient tous une 12e côte, et si courte qu'elle fût,
toujours nettement articulée.

Nous avons trouvé pour cette côte toutes les longueurs depuis 15 jusqu'à 5 centim. Mais, à l'inverse de Récamier, nous n'avons jamais rencontré de 12ᵉ côte mesurant 1 centim. 1/2, ni même 2 centim.

Voici d'ailleurs un tableau qui résume nos mensurations :

8 fois la 12ᵉ côte mesurait de 15 à 13 centim.
10 — — de 12 1/2 à 10 centim.
8 — — de 9 à 7 1/2
1 — — 6 centim. 1/2
1 — — 6 centim.
1 — — 5 centim. 1/2
2 — — 5 centim.
1 — — 4 centim. 1/2
2 — — 3 centim.

D'un côté à l'autre, nous avons constaté sur le même sujet des différences de 1, 2 et même 3 centim.

Comme l'a parfaitement signalé Récamier, la direction de la 12ᵉ côte ne reste pas la même, quelle que soit la longueur. — Il est, en effet, facile de constater que, tant que la côte atteint, même sans le déborder, le bord externe de la masse commune, sa direction est parallèle à la 11ᵉ côte, c-à-d. oblique, etc. oblique en bas et en dehors (l'angle de la côte ayant bien entendu complètement disparu). Dans ces conditions, le petit oblique n'a plus de faisceau qui s'insère à la 12ᵉ côte ; le grand oblique, au contraire, continue à s'y insérer. — Or, pour que la côte puisse atteindre ainsi le bord externe de la masse commune, il faut qu'elle mesure au minimum 7 centim. 1/2. Donc, de 15 centim. à 7 centim. 1/2, la 12ᵉ côte se comporte en direction comme ses homologues : on peut lui donner le nom de *côte longue*. — Elle est longue 26 fois sur 34 dans notre petite statistique. — Au contraire, dès qu'elle mesure moins de 7 centim. 1/2, elle cesse d'être parallèle à la 11ᵉ côte ; entièrement cachée sous la masse commune, elle revêt l'allure d'une apophyse costiforme, c'est-à-dire qu'*elle devient horizontale*, et même légèrement ascendante a sa pointe, qui peut arriver presque au contact du bord inférieur de la 11e. Ni le petit, ni le grand oblique ne s'y insèrent plus, et on pourrait refuser le nom de côte a cette courte baguette osseuse, légèrement aplatie, quelquefois renflée en massue à son extrémité. Cependant, elle reste articulée : ce sera une *côte courte*, et ce nom nous rappellera qu'elle n'a ni la longueur, ni la direction d'une côte normale. Nous l'avons trouvée ainsi 8 fois sur 54, ce qui donne une moyenne de 23 °/₀ ; cette disposition est donc loin d'être rare, et il importe d'en tenir compte en chirurgie rénale.

Notons encore une anomalie, moins fréquente et qui comporte des degrés. — L'obliquité normale de la 12e côte, que nous venons de voir disparaître avec la côte courte, peut être exagérée au contraire, de telle façon que la côte, tout en conservant une longueur normale, vient presque au contact de la première apophyse costiforme lombaire ; ou bien encore, à 5 ou 6 centim. de son attache vertébrale, la côte se coude brusquement, sur le prolongement du sommet de la première apophyse costiforme, pour descendre presque verticalement dans ses deux tiers externes. Dans un cas de ce genre, son extrémité se trouvait à 5 centim. seulement au-dessus de la crête iliaque (elle se trouve normalement à 9 ou 10 centim. au-dessus), et à 5 centim. du sommet de la troisième apophyse costiforme. — Or nous verrons bientôt que la longueur des apophyses costiformes va en augmentant de la première à la troisième, qui est toujours la plus longue. — Avec une côte ainsi déviée vers la ligne médiane, on conçoit facilement combien la palpation et l'accès du rein au cours d'une intervention deviennent difficiles, sinon impossibles. Il est vrai que la côte peut être alors réséquée presque toute entière, sa portion juxta-pleurale étant très courte.

Aponévrose du transverse (feuillet moyen des auteurs classiques) (fig. 2). — Nous avons vu, au sujet de la constitution de l'aponévrose lombaire, qu'il n'existe pas de feuillet postérieur de l'aponévrose du transverse, c'est-à-dire que la lame décrite sous ce nom n'émane pas du transverse. — En enlevant les muscles des gouttières vertébrales, on met à découvert le plan aponévrotique que les auteurs décrivent sous le nom de *feuillet moyen* du transverse, feuillet qui sépare le carré des lombes des muscles de la masse commune et qui constitue la presque totalité du tendon postérieur du transverse.

A l'inverse du grand et du petit oblique, le transverse est en arrière entièrement aponévrotique. Cette aponévrose, nacrée et résistante, s'étend en hauteur du bord inférieur de la 12ᵉ côte à la crête iliaque, que continue le ligament ilio-lombaire en dedans. En cas de 12ᵉ côte courte, elle est un peu plus étendue en hauteur, et monte jusqu'à la 11ᵉ côte. — En largeur, elle s'étend d'une ligne festonnée, généralement courbe à concavité externe, qui marque l'union des faisceaux musculaires du transverse avec les fibres tendineuses, et qui est située à 3 ou 4 centim. en dehors du bord externe de la masse commune, et à 10 ou 11 centim. de la ligne médiane, jusqu'aux sommets des apophyses costiformes. La ligne qui joindrait ces sommets n'est pas droite et parallèle à la ligne épineuse; c'est une ligne courbe à convexité externe. Nous avons en effet constaté chez tous les sujets que la longueur des apophyses costiformes allait en croissant de la première jusqu'à la troisième, qui s'est toujours montrée la plus longue ; les longueurs décroissent ensuite de la troisième à la cinquième apophyse. Cette particularité, que nous avait signalée M. le professeur Trolard, n'a pas été, que nous sachions, notée par les auteurs.

Mais l'aponévrose ne s'arrête pas au sommet des apophyses costiformes. Comment se comporte-t-elle au niveau des espaces intertransversaires? — Les auteurs ne le disent point. Or, lorsqu'on a enlevé la masse commune, on trouve d'abord, occupant ces espaces, les muscles intertransversaires des lombes, au nombre de deux pour chaque espace, l'un antérieur, l'autre postérieur, ce dernier très réduit. — La face postérieure de ces muscles est en contact avec le long dorsal et le transversaire épineux, par l'intermédiaire d'une mince lame cellulaire. Mais, si on enlève, avec précaution les intertransversaires, on aperçoit au-dessous d'eux, comblant l'intervalle qui sépare deux apophyses costiformes voisines, une lame fibreuse, formée de fibres entrecroisées. De ces fibres, les unes en petit nombre, légèrement ascendantes de dehors en dedans et de bas en haut, émanent manifestement de l'aponévrose du transverse. Quant aux autres fibres, dont la direction est oblique en sens inverse, nous verrons bientôt qu'il faut les rapporter à la formation fibreuse connue sous le nom de ligament lombo-costal (Henle). — De la présence dans les espaces intertransversaires de fibres émanées de l'aponévrose du transverse, il résulte que les muscles intertransversaires sont situés en arrière de cette aponévrose, dans la loge des muscles spinaux.

Contrairement aux descriptions classiques, les fibres qui composent l'aponévrose, ou mieux le tendon large postérieur du transverse, ne sont jamais horizontales, c.-à-d. franchement transversales ; il n'y a guère que les plus inférieures, celles que l'on trouve immédiatement au-dessus de la crête iliaque, ou celles qui se soudent au ligament ilio-lombaire, qui aient cette direction : à ce niveau, les fibres du transverse, dirigées vers les quatrième et cinquième apophyses costiformes, sont très fines. Elles se confondent insensiblement avec le bord supérieur du ligament ilio-lombaire, et se trouvent renforcées à leur face postérieure par une mince couche de fibres émanées, comme nous l'avons vu, du plan profond de l'aponévrose lombaire, et qui contournent le bord externe de la masse commune. — A mesure qu'on s'élève, le tendon du transverse devient plus épais et plus résistant.

D'autre part, les fibres sont désormais, et chez tous les sujets, nettement obliques en haut et en dedans, c.-à-d. parallèles à la direction des côtes. On retrouve cette orientation dans l'extrémité externe des deux ou trois derniers espaces intercostaux ; si, abordant la paroi abdominale postérieure par la cavité abdominale, on enlève le diaphragme et on décolle la plèvre pariétale, on aperçoit sous le tissu cellulaire sous-pleural, à la face antérieure des muscles intercostaux internes des derniers espaces, des pinceaux de fibres tendineuses appartenant au transverse, parallèles aux côtes, et s'étendant plus ou moins loin vers la ligne médiane, sur toute la hauteur de l'espace intercostal. Dans le onzième espace, on peut suivre ces fibres jusqu'aux parties latérales de la vertèbre correspondante. — Si cette obliquité des fibres n'existait pas, le sommet de la dernière côte étant situé plus bas que son articulation vertébrale, il en résulterait, dans l'espace angulaire que forme la côte avec la colonne vertébrale, l'existence d'un vide où n'arriveraient pas les fibres du transverse. Or, il est facile de s'assurer de la présence de ces fibres au-dessous de la 12e côte (de la 11e lorsque la 12e est courte), au bord inférieur de laquelle elles s'insèrent. Nous verrons cependant que le feuillet fibreux n'a pas à ce niveau l'épaisseur et la continuité qu'il présente à sa partie moyenne. Grynfeltt, discutant la pathogénie de la hernie lombaire, a insisté sur cette insuffisance des fibres du transverse le long du bord inférieur de la dernière côte : nous allons constater que cette insuffisance est, dans la plupart des cas, compensée par la présence d'un autre système de fibres, à direction presque perpendiculaire aux premières, et dont l'étude est fort intéressante.

En effet, ce qu'on décrit sous le nom de feuillet moyen de l'aponévrose postérieure du transverse, n'est en réalité qu'un assemblage de fibres tendineuses, d'origines différentes, constituant une sorte de feutrage analogue à celui que forme l'aponévrose lombaire, moins compliqué cependant.

Nous avons décrit, au chapitre précédent, ce groupement fibreux émané du plan profond de l'aponévrose lombaire qui contourne le bord externe de la masse commune et se dirige obliquement en bas et en dedans vers les deux dernières apophyses costiformes, appliqué à la face postérieure de l'aponévrose du transverse : voilà donc un premier groupe de fibres surajoutées, peu important à la vérité. Toutes les autres fibres que nous verrons renforcer le feuillet du transverse suivront cette direction oblique en bas et en dedans, c'est-à-dire qu'elles seront toujours presque perpendiculaires aux fibres du transverse, obliques en haut et en dedans. Elles ont été décrites par quelques auteurs, Henle entre autres (*Handbuch der Systematichen Anatomie der Menschen. Braunsweig*, 1871), et les descriptions sont toutes plus ou moins calquées sur la sienne. Mais Henle nous paraît avoir méconnu les différences d'origine et la signification des éléments fibreux qui composent le feuillet transversaire, la paroi antérieure de la loge des muscles spinaux.

C'est ainsi qu'il décrit à l'aponévrose du transverse des faisceaux de fibres horizontales ou presque horizontales qui semblent prolonger en dehors les apophyses costiformes, et qu'il appelle *côtes fibreuses*, reliquats des côtes lombaires. Il nous semble bien évident que ces fibres, qui ne sont pas horizontales mais obliquement descendantes en dehors, ne sont autre chose que les propres fibres du tendon du transverse, qui s'insèrent aux apophyses en formant des pinceaux volumineux. — Henle décrit encore des fibres verticales ou presque verticales, descendant vers la crête iliaque et le ligament ilio-lombaire, fibres qui font partie du ligament lombo-costo-iliaque de certains auteurs. — Deux groupes de fibres d'origines très différentes peuvent se prêter à cette description :

1° Les faisceaux tendineux d'insertion du carré des lombes (f. ilio-costaux et ilio-lombaires) à la dernière côte et aux apophyses costiformes, vus par transparence à travers l'aponévrose du transverse ;

2° Les fibres d'insertion des faisceaux musculaires du sacro-lombaire destinés aux apophyses costiformes et à la 12° côte.

Les faisceaux tendineux du premier groupe ne contractent d'adhérences avec l'aponévrose du transverse qu'aux points mêmes de leurs insertions, points d'insertions qui sont communs à toutes les fibres qui nous occupent. Mais, comme le carré des lombes est appliqué immédiatement à la face antérieure du feuillet transversaire, il semble, à un examen superficiel, que les fibres tendineuses qui prolongent ses faisceaux musculaires fassent partie de l'aponévrose du transverse.

Quant aux languettes tendineuses qui servent à l'insertion du sacro-lombaire au bord inférieur de la 12ᵉ côte et aux sommets des apophyses costiformes, elles font en effet corps avec l'aponévrose sur sa face postérieure, pendant un court trajet de trois ou quatre centimètres, sous forme de pinceaux à sommets adhérents aux apophyses. Mais, par le seul fait qu'on dissèque et qu'on enlève la masse commune pour arriver sur le transverse, on s'aperçoit bien vite des connexions de ces languettes tendineuses.

Voilà donc un second groupe de fibres surajoutées que nous distrayons du tendon propre du transverse, en les rattachant à leurs véritables origines.

Mais Henle confondait toutes ces fibres surajoutées dans la description d'un même appareil fibreux, qu'il appelle le *ligament lombo-costal*, et qu'on a décrit souvent après lui sous le nom de ligament de Henle.

LIGAMENT LOMBO-COSTAL. — Qu'est-ce donc que le ligament lombo-costal ? — Disons tout de suite que ses dispositions varient beaucoup et qu'il est fort difficile de le retrouver identique sur deux sujets consécutifs. Parfois très résistant et très caractéristique, particulièrement dans les cas de 12ᵉ côte courte (fig. 3), il peut au contraire être réduit, chez la femme en particulier, à quelques minces brides fibreuses. Nous verrons cependant qu'il présente des faisceaux constants. — En étudiant ce ligament sur trente sujets, nous croyons être parvenu à en donner une description qui résume à peu près tous les aspects individuels qu'il peut revêtir.

Et d'abord, il ne comprend pas, comme le dit Henle, des fibres de toutes directions, horizontales, verticales et obliques : *ses fibres sont toutes obliques en bas et en dedans*, plus ou moins arquées suivant les sujets.

Elles forment une lame nacrée qui s'étend du bord inférieur de la dernière côte (12ᵉ ou 11ᵉ) aux parties latérales de la colonne lombaire, plus particulièrement aux apophyses costiformes. — Cette lame présente une forme triangulaire : son bord supérieur suit la côte et est oblique comme elle en bas et en dehors ; son bord interne vertical correspond aux apophyses costiformes et aux espaces inter-transversaires ; son troisième bord enfin est inféro-externe et libre : il unit le sommet de la 12ᵉ ou 11ᵉ côte à la 4ᵉ apophyse costiforme lombaire.

Les fibres du ligament lombo-costal s'insèrent à toute l'étendue du bord inférieur de la 12ᵉ côte, de la 11ᵉ lorsque celle-ci est courte et horizontale. Cette insertion se fait le plus souvent à la lèvre postérieure de ce bord, tandis que les fibres du transverse, rares et disséminées, se fixent à la lèvre antérieure : il en résulte la formation d'une petite loge sous-jacente à la côte, remplie parfois par du tissu graisseux et dans laquelle chemine une branche de la dernière intercostale aortique, parfois même le 12ᵉ nerf intercostal, du moins dans le tiers externe de la gouttière.

De la côte, les fibres du ligament lombo-costal se portent en bas et en dedans vers les apophyses costiformes et les espaces inter-transversaires. Henle les fait insérer sur le sommet des deux premières apophyses ; nos dissections nous ont montré que les insertions internes du ligament étaient beaucoup plus étendues.

Espace de Grynfeltt (fig. 4). En effet, lorsqu'on enlève le grand dorsal et l'aponévrose lombaire en conservant la masse commune, on aperçoit normalement, en dehors du bord externe de cette dernière, l'extrémité externe de la 12ᵉ côte à laquelle s'attachent les faisceaux postérieurs du grand et du petit oblique, recouverts par

leur aponévrose d'enveloppe. De plus, nous découvrons le bord
inférieur du petit dentelé inférieur, qui cache le plus ordinairement à la vue le sommet de l'angle aigu, ouvert en bas et en dehors,
que forme la côte avec le bord externe de la masse commune ; la
toile celluleuse d'enveloppe du petit dentelé se confond avec celle
qui engaîne les obliques; nous connaissons la présence à ce niveau
de fibres émanées du plan profond de l'aponévrose lombaire. —
Le bord postérieur du petit oblique est oblique en bas et en dedans;
la côte est oblique en bas et en dehors ; le bord externe de la
masse commune est vertical. Il existe donc là un espace triangulaire vide, limité en haut par la côte, en dedans par la masse
commune, en dehors et en bas par le petit oblique; c'est cet espace
que M. le professeur Grynfeltt, de Montpellier (*Notes et Mémoires
de chirurgie clinique*, 1885) a décrit sous le nom de triangle
lombo-costo-abdominal. —W. Krause l'a appelé tétragone lombaire.

En effet, lorsque la 12ᵉ côte est longue et le petit dentelé normalement disposé, nous avons vu que le bord inférieur de ce
muscle tronque l'angle supéro-interne du triangle, et forme un
4ᵉ côté. C'est là la disposition typique ; mais elle est loin d'être
constante. Ce qui est vrai, c'est que la forme, les limites, les dimensions du tétragone typique, quadrilatère presque losangique,
varient presque avec chaque sujet, parfois même d'un côté à l'autre
chez un même individu. Pour ne rien préjuger de sa forme nous
l'appellerons *espace de Grynfeltt* : nous allons passer en revue les
plus importantes de ses variations.

Dans un certain nombre de cas, le faisceau du petit dentelé, inséré
à la 12ᵉ côte, part du sommet de celle-ci, plus ou moins confondu
avec l'insertion du petit oblique : l'espace de Grynfeltt est alors
triangulaire ; de plus sa base correspond, non pas à la côte, mais
au bord inférieur du petit dentelé. Et, si l'obliquité du bord libre
du petit oblique est peu accentuée, si ce bord est presque parallèle
au petit dentelé, l'espace devient une simple fente comblée par les
aponévroses soudées des muscles adjacents.

6

L'espace de Grynfeltt peut également être réduit à une fente ou même manquer lorsque la douzième côte ne déborde que faiblement le bord externe de la masse commune ; il en est de même lorsque cette côte, tout en conservant ses dimensions normales, présente l'incurvation que nous avons signalée qui la dévie vers la verticale.

Au contraire, lorsque la douzième côte est courte, lorsqu'elle mesure par exemple 4 ou 5 centim. seulement, et qu'elle est toute entière cachée sous la partie supérieure de la masse commune, l'espace de Grynfeltt est notablement agrandi. En effet, le petit oblique ne s'insère plus alors à la douzième côte, mais à la pointe et un peu au bord inférieur de la onzième ; et la pointe de celle-ci est beaucoup plus éloignée du bord externe de la masse commune que ne l'est normalement celle de la douzième. L'espace est accru transversalement : il repose sur la onzième côte ; le petit dentelé et la masse commune le limitent en dedans ; le petit oblique, en bas. — On observe alors parfois la fusion du petit oblique avec les faisceaux les plus externes de l'intercostal interne du onzième espace, faisceaux qui occupent ainsi la région supérieure de l'espace de Grynfeltt. Ou bien encore, le faisceau du grand oblique destiné à la douzième côte, qui manquait dans le cas précédent, existe et va s'insérer à la pointe de la douzième côte courte, sous la masse commune, en traversant en diagonale l'aire du tétragone.

Enfin, on peut voir l'espace de Grynfeltt limité en dedans par le bord externe du carré des lombes. Ce bord, situé en avant de l'aponévrose du transverse, oblique en bas et en dehors, d'abord caché, au-dessous de la douzième côte, sous la partie supérieure de la masse commune, croise le bord externe de cette dernière ordinairement un peu au-dessous de son milieu. Si, par suite d'un plus grand développement du carré ou d'une moindre largeur de la masse commune, il croise le bord externe de celle-ci au-dessus de son milieu, au-dessus du point où l'atteint le petit oblique, il empiète nécessairement sur l'espace de Grynfeltt et le limite en dedans ; l'espace devient alors un losange presque géométrique.

Ces quelques observations montrent combien sont variables les dimensions de l'espace de Grynfeltt, quand il existe. Sur les 30 sujets examinés par nous, nous ne l'avons rencontré que 16 fois avec des dimensions appréciables, ce qui donne une moyenne de fréquence d'environ 56 %.

Quels sont maintenant les plans que nous trouvons en ce point de la paroi abdominale postérieure ? — Le premier est constitué par cette toile celluleuse renforcée des fibres du plan profond de l'aponévrose lombaire, et qui résulte de la fusion à ce niveau des aponévroses d'enveloppe du grand et du petit oblique avec celle du petit dentelé ; toile fibreuse assez forte que continue à la face profonde de l'aponévrose lombaire une mince lame celluleuse. Remarquons à ce niveau un petit orifice vasculo-nerveux à peu près constant.

Mais disséquons avec précaution et enlevons cette toile fibreuse : nous mettons à nu le fond de l'espace de Grynfeltt. — Les auteurs nous disent qu'on y aperçoit immédiatement les fibres de l'aponévrose du transverse : il n'en est rien. — Ce qu'on découvre d'abord ainsi, c'est un plan de fibres aponévrotiques dirigées comme les faisceaux du petit oblique, confondues même à la pointe de la côte avec les insertions de ce dernier muscle. *Ces fibres ne sont autre chose que la portion la plus externe du ligament lombo-costal.* Elles sont constantes, mais suivant les sujets plus ou moins fortes et apparentes.

C'est ainsi que dans le cas de douzième côte courte cette portion du ligament lombo-costal est très résistante, cachant complètement à la vue les fibres du transverse. Le ligament s'insère alors au bord inférieur de la moitié externe de la onzième côte, il est soudé à sa pointe avec les insertions du petit oblique.

Enlevons maintenant la masse commune. Ces fibres inféro-externes du ligament lombo-costal qui tapissent l'espace de Grynfeltt, à la face postérieure des fibres du transverse, nous les voyons descendre jusqu'aux troisième et quatrième apophyses costiformes lombaires, au sommet desquelles elles se fixent. Quelques-unes cependant s'engagent dans les espaces intertransversaires, à la face antérieure des muscles de même nom, s'entremêlent avec les quelques fibres du transverse qui pénètrent jusque-là, et se perdent enfin sur le bord supérieur de l'apophyse qui limite en bas l'espace, ainsi que sur les vestiges du ligament transverso-costal supérieur.

Le plus souvent, ces fibres inféro-externes du ligament lombo-costal, postérieures aux fibres du transverse au niveau de l'espace de Grynfeltt, leur restent postérieures dans tout leur trajet : c'est dans ces cas qu'il est facile de voir leurs insertions en bouquets aux sommets des troisième et quatrième apophyses costiformes.

Cependant, dans un tiers des cas, après avoir tapissé d'une façon plus ou moins continue l'espace de Grynfeltt, ces fibres s'engagent par petits groupes entre les fibres du tendon du transverse, de façon à leur devenir antérieures. Il est alors difficile de les apercevoir quand on aborde la région en arrière, comme nous l'avons fait jusqu'ici, et c'est ce qui explique que ces fibres des quatrième et cinquième apophyses n'aient pas été décrites avec le ligament lombo-dorsal. — Signalons enfin une disposition plus rare et assez singulière : chez certains sujets, le tendon du transverse, abordé par la voie postérieure, apparaît réduit à un feuillet anormalement mince et clairsemé. Les fibres externes du ligament lombo-costal y sont également rares et disséminées sans ordre ; elles ne tapissent pas l'espace de Grynfeltt. Mais si, ouvrant alors la cavité abdominale, on étudie le feuillet qui constitue la paroi antérieure du muscle carré des lombes, feuillet que les auteurs décrivent sous le nom de *feuillet antérieur de l'aponévrose du transverse*, et qui est, nous le verrons, normalement celluleux, renforcé seulement par quelques faisceaux de fibres du tendon transversaire, on s'aperçoit alors que ce feuillet est au contraire très fort, qu'il est formé par la majorité des fibres du tendon du transverse, et que de plus la plupart des fibres externes du liga-

ment lombo-costal, fibres des quatrième et cinquième apophyses,
ont suivi la même voie pour venir s'insérer aux apophyses costiformes, non plus en arrière du carré, mais en avant de lui, dans
le feuillet antérieur de sa loge.

Il nous reste à considérer maintenant les fibres supéro-internes
du ligament lombo-costal, celles qui, logées dans le sommet de
l'angle costo-lombaire, entrent seules dans la description du ligament telle que la donnent Henle et les auteurs. — A l'inverse des
fibres externes, qui descendent en ligne presque droite, celles-ci
présentent une direction légèrement courbe à concavité externe et
inférieure. Il s'en trouve même chez certains sujets qui ont une
direction presque horizontale. De plus, tandis que les fibres externes
se placent parfois à la partie antérieure du tendon du transverse,
les fibres supéro-internes sont toujours visibles en arrière, à la
face postérieure des fibres du transverse qui s'avancent jusque
dans le sommet de l'angle que fait la côte avec la colonne lombaire.

Ces fibres s'insèrent au bord inférieur de la dernière côte, depuis
le point où le bord externe de la masse commune croise celle-ci,
c'est-à-dire depuis la limite interne de l'espace de Grynfeltt, jusqu'à l'articulation costo-vertébrale. Les plus supérieures sont donc
logées dans l'espace qui sépare l'extrémité interne de la 12e côte
de la première apophyse costiforme. Elles représentent certaine-
ment à ce niveau les vestiges de l'intercostal interne thoracique,
dont elles ont la direction. — Cette interprétation nous semble
logique, surtout si l'on considère que déjà l'intercostal interne du
11e espace est réduit à quelques rares faisceaux musculaires, ou
même n'existe plus à l'état musculaire ; à sa place, on trouve une
forte lame aponévrotique, à fibres obliques de haut en bas et de
dehors en dedans, confondues à leur partie interne avec la lame
antérieure du ligament transverso-costal-supérieur (*cervico-trans-
versaire-intercostal de Poirier*). Si la 12e côte n'existait plus, cette
lame fibreuse ne serait autre chose que l'origine costale du ligament
lombo-costal : c'est ce qui est, en effet, lorsque la 12e côte, courte,

descend par sa longueur et sa direction au rang de première apophyse costiforme. La lame fibreuse, vestige de l'intercostal interne, qui tapisse alors le court 11e espace intercostal, ne fait qu'un tout, à l'extrémité externe de cet espace, avec le ligament lombo-costal. La 12e côte courte semble engainée dans ce plan fibreux qui va de la 11e côte au bord supérieur et au sommet des deux premières apophyses costiformes.

Si l'on considère que le petit oblique et l'intercostal interne ne représentent qu'une seule et même formation ; si nous constatons d'autre part la transformation fibreuse de l'intercostal interne dans les parties inférieures de la région dorsale, et la confusion de cet intercostal fibreux avec le ligament lombo-costal, il nous semble que nous sommes en droit de ne voir, dans ce ligament que le représentant atrophié d'un muscle qui, à l'abdomen, s'appelle petit oblique, à la paroi thoracique intercostal interne.

Le ligament lombo-costal, avons-nous dit, supplée à l'insuffisance des fibres du transverse ; il existe même un certain équilibre entre ces deux éléments de la paroi, le ligament étant d'autant plus fort que les fibres du transverse sont plus faibles et plus rares.

— Dans tous les cas, le tendon du transverse ne forme jamais à son niveau un plan continu.

Si déjà, comme l'a décrit M. Grynfelt, au niveau du triangle lombo-costo-abdominal existent des craquures entre les fibres du transverse, à mesure qu'on en remonte vers l'extrémité interne de la côte, ces fibres diminuent de plus en plus. La plupart passent en en avant du ligament ; cependant quelques-unes passent alternativement en avant et en arrière, et restent finalement en arrière. De plus, les languettes tendineuses d'insertion du carré des lombes à la dernière côte et aux premières apophyses costiformes, s'enchevêtrent souvent avec les fibres supérieures du transverse, comme avec les insertions costales du ligament lombo-costal. Enfin, les insertions en ces mêmes points des faisceaux musculaires du sacro-lombaire recouvrent la face postérieure de cet ensemble, qu'elles cachent plus ou moins. — Signalons encore à ce niveau l'existence, entre les fibres du ligament lombo-costal, d'un certain nombre d'éraillures, qui, ajoutées à celles que présente le feuillet du transverse, permettent d'apercevoir directement le carré des lombes. Mais, dans aucun cas, nous n'avons rencontré ce dernier muscle situé, comme le dit Henle, dans «la même loge que les muscles descendants du dos», le ligament lombo-costal s'étendant en avant de lui. — Nous avons signalé la présence possible de fibres du ligament lombo-costal dans le feuillet antérieur de la loge du carré; nous verrons bientôt que le ligament cintré du diaphragme n'est pas constitué par autre chose qu'un faisceau de ces mêmes fibres. Dès lors, nous pouvons nous expliquer, jusqu'à un certain point, la description de Henle, en supposant un de ces cas dans lesquels la majorité des fibres du ligament passe en avant du carré, au lieu de rester en arrière de lui; mais il n'en est pas moins vrai qu'en pareil cas, le tendon du transverse, si mince soit-il, subsiste toujours en arrière du carré, et par conséquent ce muscle n'est pas situé dans la loge des muscles spinaux.

CHAPITRE III

En avant de ce plan fibreux que nous venons d'étudier, entre la
dernière côte et la partie postéro-supérieure de la ceinture pel-
vienne, s'étale un muscle aux fibres presque verticales, le carré des
lombes. De même qu'aux muscles spinaux postérieurs, on lui décrit
une loge aponévrotique limitée, disent les auteurs classiques, en
arrière par le feuillet moyen du transverse, en avant par le feuillet
antérieur de l'aponévrose de ce muscle, qui le sépare du fascia
sous-péritonéal et du péritoine. — De plus, le muscle psoas, dont
la partie supérieure est située toute entière en avant des apophyses
costiformes, s'élargit transversalement en descendant vers la fosse
iliaque interne, pour venir recouvrir le tiers inféro-externe du carré
des lombes. Une toile fibreuse, le fascia iliaca, engaine le psoas et
se soude par son bord externe au feuillet antérieur de la loge du
carré. — Enfin, au niveau et au-dessous de la dernière côte, les
fibres postéro-latérales du diaphragme recouvrent sur une courte
étendue les insertions supérieures du carré et du psoas. A ces
insertions diaphragmatiques se rattache l'étude de deux forma-
tions fibreuses, l'arcade du carré des lombes ou ligament cintré du
diaphragme, et l'arcade du psoas. — De même aux insertions
inférieures du carré se rattache l'étude du ligament ilio-lombaire.

Carré des lombes. — (fig. 5). Le carré des lombes est un
muscle trapézoïde. On le décrit comme formé par deux plans mus-

culaires superposés : *a*. Un plan antérieur, généralement mince et qu'il est parfois impossible de délimiter, composé de fibres musculaires obliques en haut et en dehors qui s'insèrent au sommet des trois ou quatre dernières apophyses costiformes pour aller d'autre part se fixer au bord inférieur de la dernière côte : ce sont les *fibres lombo-costales*;

b. Un plan postérieur, toujours bien développé, représentant à lui seul chez certains sujets le muscle tout entier, et dans lequel on distingue des *fibres ilio-costales* et des *fibres ilio-lombaires*. Les premières constituent la région externe du muscle; elles sont presque verticales et se rendent de la crête iliaque et du ligament ilio-lombaire au bord inférieur de la dernière côte, en arrière des fibres lombo-costales; les plus internes de ces fibres ilio-costales atteignent la partie interne du bord inférieur de la 11ᵉ côte. — Les fibres ilio-lombaires sont situées en dedans des premières; leur direction est nettement oblique en haut et en dedans. Parties comme les précédentes de la crête iliaque et du ligament ilio-lombaire, elles s'insèrent en haut et en dedans au sommet de la 3ᵉ apophyse costiforme lombaire, au bord inférieur et au sommet de la 2ᵉ et de la 1ʳᵉ. — Leurs insertions s'étendent de plus, fréquemment, sur les parties latérales du corps de la XIIᵉ vertèbre dorsale. Anormalement, ces insertions atteignent la XIᵉ et même la Xᵉ vertèbre.

Le carré des lombes nous offre donc à considérer quatre côtés : un côté supérieur, ordinairement oblique en bas et en dehors comme la XIIᵉ côte; un côté interne vertical, qui correspond à la série des vertèbres lombaires ; un côté inférieur horizontal, ou un peu oblique en haut et en dehors, qui suit le ligament ilio-lombaire et la partie postérieure de la lèvre interne de la crête iliaque; enfin un côté externe, toujours un peu oblique en bas et en dehors. — *a*. Le côté supérieur est formé par les insertions costales du muscle. Celles-ci s'étendent sur une étendue moyenne de 6 à 8 centim. Elles sont donc loin d'occuper tout le bord inférieur de la 12ᵉ côte, lorsque celle-ci est normalement longue; de plus elles ne

débordent jamais en dehors la masse commune (largeur moyenne
7 cm. 1/2) qui se trouve en arrière. Lorsque la XII° côte est
courte et horizontalement dirigée, lorsqu'elle mesure entre 5 et 3
cm., les faisceaux les plus externes du muscle s'insèrent, non plus
à la 12°, mais à la 11° côte, sur 2 ou 3 cm. d'étendue. — Toutes
ces insertions costales se font à l'aide de languettes tendineuses
aplaties, longues de 2 à 3 cm., qui s'entremêlent sous la côte avec
les fibres du tendon du transverse et du ligament lombo-costal,
surtout à leur partie externe. Elles sont fréquemment séparées les
unes des autres par de petits espaces angulaires, comblés par du
tissu cellulo-graisseux. Anormalement, cet écartement des languettes est très accentué, et le nombre de celles-ci est réduit. —
4. Le côté interne du carré est plus accidenté. Dans les trois premiers espaces intertransversaires, il s'étend jusqu'aux parties latérales des corps vertébraux, car à ce niveau, avons-nous dit, les
fibres musculaires s'insèrent non seulement au sommet, mais au
bord inférieur des apophyses costiformes. Il en résulte que ces
espaces sont occupés par les faisceaux internes du muscle ; ceux-
ci n'arrivent cependant pas au contact du corps vertébral, car à ce
niveau s'étend une bandelette fibreuse homologue à la région lombaire du ligament transverso-costal supérieur du thorax, et qui
limite avec la vertèbre un orifice destiné au passage des vaisseaux
lombaires. En arrière, se trouvent les muscles intertransversaires,
situés dans la loge des muscles spinaux et séparés du carré par
l'expansion intertransversaire du tendon du transverse et du ligament lombo-costal. Les insertions du carré à ce niveau sont recouvertes par les origines du muscle psoas et confondues avec elles au niveau du périoste. — Au niveau des deux derniers espaces intertransversaires, les insertions du carré se font seulement au sommet des
apophyses costiformes ; de ces sommets partent également, mais
un peu moins obliques, les insertions du psoas. De cette disposition il résulte que le bord interne du carré dessine à ce niveau deux
arcades tendues l'une de la 3° à 4° apophyse, l'autre de la 4° à la

5°.: le psoas enlevé, ces espaces intertransversaires sont libres et on aperçoit par transparence les muscles intertransversaires à travers le mince feuillet fibreux dépendant du transverse et du ligament lombo-costal.—*c*. Le côté inférieur correspond en dedans au ligament ilio-lombaire, en dehors à la partie la plus reculée de la lèvre interne de la crête iliaque. — Le LIGAMENT ILIO-LOMBAIRE (ou lombo-iliaque) constitue un épais et puissant raphé fibreux, transversalement dirigé et séparant le carré des lombes du muscle iliaque situé au-dessous. D'après les auteurs, il s'insère au sommet de la 5° apophyse costiforme qu'il coiffe et se dirige transversalement en dehors et un peu en haut, pour s'insérer d'autre part à la crête iliaque, sur la partie postérieure de la tubérosité de même nom, et aussi sur la partie toute supéro-interne de la fosse iliaque interne située au-dessous. — Il présente la forme d'un triangle à sommet tronqué répondant à la 5° apophyse. Il est de plus fortement enroulé sur lui-même et, comme le dit Poirier, figure un *cône fibreux* dont l'intérieur est rempli par du tissu cellulo-graisseux. — Mais, ce faisceau ne constitue pas à lui seul le ligament ilio-lombaire. En effet, si l'on désinsère le carré des lombes à sa partie inféro-interne, on met à découvert une nouvelle lame fibreuse, à direction oblique en bas et en dehors, qui s'étend du sommet et du bord inférieur de la 4° apophyse costiforme à la crête iliaque. Ce faisceau, plus mince que le précédent, comble en partie l'espace compris entre la 4° et la 5° apophyse costiforme, ménageant un orifice pour la sortie de la branche antérieure de la 4 paire lombaire. Il est situé sur un plan un peu postérieur au faisceau émané de la 5° apophyse, de sorte qu'en s'unissant à ce dernier, il détermine la formation d'une sorte de gouttière ouverte en haut et en avant. C'est dans cette gouttière et sur presque toute la face antérieure du faisceau émané de la 4° apophyse que s'insèrent les fibres internes du carré des lombes, les fibres charnues se fixant directement sur le ligament sans interposition de fibres tendineuses. Au contraire, au niveau de la crête iliaque les insertions des faisceaux externes du carré des lombes se font, sur une étendue de 2 à 3 centim., par l'intermédiaire de languettes tendineuses rubannées analogues à celles qui constituent les insertions costales du muscle. — L'ensemble de ces insertions inférieures du carré occupe une étendue de 6 à 8 centim.

— *d.* Enfin le côté externe du carré est libre et descend de la dernière côte à la crête iliaque suivant une ligne oblique en bas et en dehors. Ce côté mesure en moyenne 10 à 11 centim.; sa longueur est moindre lorsque la douzième côte, longue, présente une obliquité plus prononcée que de coutume, qui abaisse sa pointe vers le bassin. — Le bord externe de la masse commune étant sensiblement vertical, il résulte de l'obliquité du bord externe du carré que ce muscle, d'abord situé en dedans de la masse commune, vient croiser son bord externe, puis s'étend en dehors d'elle. Nous avons dit au chapitre précédent que le croisement se faisait le plus souvent au niveau ou un peu au-dessous du milieu du bord de la masse commune, et nous avons vu quelles étaient les conséquences du croisement effectué anormalement au-dessus du milieu, quant à la topographie de l'espace de Grynfeltt. Mesurée en travers au niveau de la crête iliaque, la portion du carré qui déborde la masse commune mesure en moyenne 3 centim.; mais elle peut atteindre jusqu'à 5 centim. sur les sujets fortement musclés.

Le bord externe du carré des lombes correspond à l'angle d'union du feuillet antérieur avec le feuillet postérieur de la loge de ce muscle. — Nous connaissons le feuillet postérieur, et nous rappelons que le carré lui est toujours adhérent au moins dans le voisinage de ses insertions. Etudions maintenant le *feuillet antérieur*.

Pour les auteurs classiques, ce feuillet est essentiellement constitué par les fibres antérieures du tendon du transverse, tendon qui, d'après eux, est trifolié : tandis que les fibres postérieures vont aux apophyses épineuses avec l'aponévrose lombaire, et les fibres

moyennes au sommet des apophyses costiformes, les fibres antérieures, passant en avant du carré des lombes, se rendent à la
base de ces mêmes apophyses. — Or, il n'est personne qui n'ait
remarqué et signalé la minceur de ce feuillet. En réalité, c'est une
simple toile celluleuse, qui se continue en haut sur la face inférieure du diaphragme, qui se soude en bas au ligament ilio-lombaire. En dedans, elle vient tapisser la face antérieure des apophyses costiformes, au niveau desquelles elles se confond avec le
périoste ; dans leurs intervalles, elle se soude aux expansions
intertransversaires du tendon du transverse et du ligament lombo-
costal ; de plus, elle s'unit au fascia iliaca suivant le bord externe
du psoas. En dehors enfin, elle adhère au tendon du transverse,
et là dans la plupart des cas, *un certain nombre de fibres tendineuses abandonnent ce tendon pour se jeter sur la toile celluleuse
qu'elles renforcent,* en montant obliques en haut et en dedans.
Mais rien n'est plus variable que la consistance et le mode de distri-
bution de ces fibres ; dans certains cas, c'est à peine si elles sont
visibles, tant elles sont fines et clairsemées. Dans d'autres, elles
forment quelques groupes isolés, occupant surtout les régions
moyenne et supérieure ; enfin, exceptionnellement, on peut voir,
comme nous l'avons dit, le plus grand nombre des fibres du tendon
du transverse passer dans cette paroi antérieure de la loge du carré,
disposition qui coïncide toujours avec une faiblesse toute particu-
lière de la paroi postérieure (feuillet moyen). — La partie inférieure de la toile celluleuse est toujours dépourvue de ces fibres de
renforcement ; mais en ce point, un certain nombre de fibres
émanées du ligament ilio-lombaire s'étendent transversalement
sur les insertions du carré, dont elles semblent maintenir accollées
les languettes tendineuses.

Mais il est encore un autre système de fibres renforçant la
toile celluleuse que nous étudions : ce sont des fibres antérieures
du ligament lombo-costal. Nous avons signalé, comme une disposition anormale, la présence de la majorité de ces fibres en ce

point. De même on peut voir (fig. 5) assez fréquemment, au niveau du bord externe du carré et dans la partie supérieure surtout, quelques faisceaux errants du ligament lombo-costal passer à la faveur d'éraillures du tendon du transverse sur la face antérieure du carré. Mais il existe normalement un faisceau de ces fibres reliant, en avant du carré, le bord inférieur de la douzième côte aux deux ou trois premières apophyses costiformes. Ces fibres constituent l'arcade du carré des lombes ou ligament cintré du diaphragme.

Ligament cintré. — La plupart des auteurs classiques, à l'exception de M. Poirier, décrivent le ligament cintré comme un simple épaississement du feuillet antérieur de la loge du carré des lombes, c'est-à-dire comme constitué par les fibres du transverse. — Une dissection attentive permet de constater qu'il n'en est rien, et voici la disposition qu'on observe: du bord inférieur de la douzième côte, un certain nombre de fibres du ligament lombo-costal, au lieu de se placer sur la face postérieure des fibres du transverse, se portent, après s'être enchevêtrées avec ces dernières, en avant des insertions supérieures du carré des lombes. Les plus inférieures, celles qui partent de l'extrémité de la côte décrivent une sorte d'arcade concave en bas ; elles ne sont pas constantes. Les fibres moyennes au contraire sont constantes et ont une direction nettement oblique en dedans et en bas.

Le plus ordinairement, il n'existe pas de fibres internes occupant le sommet de l'angle que forme la partie interne de la côte avec la 1re vertèbre lombaire. Par conséquent, dans la majorité des cas le ligament cintré est formé par un trousseau fibreux qui se détache de la partie moyenne de la dernière côte ; en cas de 12e côte courte horizontale, il peut s'insérer à la fois sur le sommet de la 12e et sur la partie moyenne de la onzième. — De là, ce trousseau fibreux se porte obliquement en bas et en dedans, en ligne droite parfois, en arcade le plus souvent ; la plupart de ses

fibres s'insèrent sur le bord supérieur et la face antérieure de la
2ᵉ apophyse costiforme, cachées par le psoas. Quelques-unes vont,
chez certains sujets, se jeter sur les parties latérales du corps de
la 1ʳᵉ vertèbre lombaire. D'autres se fusionnent avec les languettes
tendineuses qui font suite aux fibres apophysaires du diaphragme,
et se fixent avec elles sur le bord supérieur et la face antérieure
de la 3ᵉ apophyse costiforme. Le pilier interne du ligament cintré
est donc une formation mixte dans laquelle entrent à la fois des
fibres du ligament et des fibres du diaphragme. On peut ajouter
que le psoas confond avec ce pilier interne du ligament cintré
certaines de ses insertions. — De plus, du bord interne du pilier
interne du ligament cintré se détache une élégante bandelette tendineuse arrondie, dont le bord supérieur convexe donne directement insertion aux fibres musculaires du diaphragme, fibres qui
constituent le pilier externe du diaphragme des Allemands ; elle
vient se jeter sur le pilier correspondant, droit ou gauche, du
diaphragme. On l'appelle *arcade du psoas*.

Ainsi conçu, le ligament cintré nous présente un bord inférieur,
concave en bas et en dehors, qui se continue avec la toile celluleuse qui recouvre le carré. Les fibres du transverse qui montent
jusqu'à ce bord, continuent leur route, en s'enchevêtrant avec les
fibres du ligament. Mais il en est certaines qui s'épuisent sur son
bord inférieur, disposition qui a pu faire croire à l'existence d'une
continuité, toute apparente, entre les fibres du transverse et celles
du ligament cintré. — Si on vient à couper la toile celluleuse
d'enveloppe du carré, au ras de ces fibres inférieures du ligament,
on lui crée un bord inférieur tranchant, et évidemment artificiel ;
mais on ne crée nullement le ligament lui-même, comme le dit le
professeur Farabeuf.

La description que nous venons de donner est celle qui convient
à un ligament cintré moyennement développé ; ici comme ailleurs
lorsqu'il s'agit de faisceaux fibreux, on observe toutes les variations. Le ligament cintré sera, chez certains sujets, réduit à quel-

ques minces fibres auxquelles il est bien difficile d'assigner une origine précise ; chez d'autres, il offrira l'étendue et la résistance du ligament lombo-costal, dont il ne représente d'ailleurs qu'une sorte de dédoublement. Nous expliquerions ainsi comment on a pu décrire ce dernier ligament en avant du carré des lombes, ce muscle étant rejeté dans la loge des muscles spinaux. Nous nous sommes expliqué sur ce dernier point.

De même que certains faisceaux charnus du diaphragme, ceux qui correspondent à ce que les Allemands appellent « pilier externe du diaphragme », s'insèrent sur l'arcade du psoas, de même se fixent directement sur le ligament cintré les faisceaux du diaphragme intermédiaires à ceux qui se portent vers le sommet de la 12e ou 11e côte d'une part, et à ceux qui d'autre part se prolongent comme nous l'avons dit jusqu'à la 3e apophyse costiforme, confondant leurs fibres tendineuses avec celles du ligament cintré. Ces insertions se font le plus souvent sur les fibres supérieures du ligament : celui-ci reste visible au-dessous d'elles ; dans certains cas cependant, le diaphragme descend jusqu'au bord inférieur du ligament cintré, qu'on ne peut apercevoir qu'en désinsérant le muscle. — De plus, on a signalé la minceur constante du plan musculaire diaphragmatique à ce niveau. Chez certains sujets même, les faisceaux qui se fixent à la partie moyenne du ligament cintré disparaissent ; ceux de la région externe se portent obliquement en dehors vers le sommet de la côte, ceux de la région interne obliquement en dedans : il en résulte la formation dans le plan diaphragmatique d'une fissure de forme triangulaire, dont la base répond au ligament cintré : c'est *l'hiatus diaphragmatique* (Farabeuf, Récamier, Tuffier et Lejars), au niveau duquel le cul-de-sac inférieur de la plèvre est directement en rapport avec la face postérieure du rein, par l'intermédiaire du tissu cellulaire péri-rénal. Rappelons à ce propos que le cul-de-sac pleural ou sinus costo-diaphragmatique descend constamment au-dessous de la moitié ou des deux tiers internes de la 12e côte (longue), tapissant par conséquent les insertions supérieures du carré des lombes qui montent fréquemment jusqu'à la 11e côte, en contact aussi, comme nous l'avons vu souvent, avec les fibres supérieures du ligament cintré. — En dedans, le sinus correspond au disque intervertébral qui sépare la 1re lombaire de la 12e dorsale ; de là, il se porte presque transversalement en dehors vers la 12e côte, dont il croise la face interne à 8 ou 9 centim. de la ligne médiane ; puis il atteint la 11e côte à 10 ou 12 centim. de cette ligne. Comme l'ont bien mis en lumière les travaux de Farabeuf et de Récamier, la 12e côte courte, horizontale, répond au contraire toute entière au cul-de-sac pleural.

CHAPITRE IV

Conclusions

————

Avant de conclure, et pour que nos conclusions soient mieux comprises, considérons une coupe transversale passant par la partie moyenne de la région lombaire. La paroi abdominale est composée comme il suit :

a. En dedans, nous trouvons le tendon du transverse inséré au sommet des apophyses costiformes ; en avant de lui, le carré des lombes recouvert d'une mince toile cellulaire ; en arrière, la masse commune, recouverte par l'aponévrose lombaire ;

b. En dehors, trois plans musculaires se superposent ; de la superficie à la profondeur, ce sont : le bord postérieur du grand oblique, presque adjacent au bord externe du grand dorsal ; le bord postérieur du petit oblique ; enfin le transverse directement continué par son tendon ;

c. Au niveau du bord externe de la masse commune, la paroi est simplement formée par l'aponévrose lombaire suturée au tendon du transverse ; de cette suture résulte la formation de la loge fibreuse qui contient la masse commune.

Le schéma classique de cette coupe transversale, qu'on trouve dans les auteurs, suffit largement à faire concevoir l'existence des deux loges musculaires, l'une destinée à la masse commune, l'autre au carré des Lombes. Avec M. Poirier, nous le modifions simplement en n'admettant pas la trifurcation du tendon du transverse.

Les quelques points particuliers que nous nous sommes efforcé de mettre en lumière au cours de ce travail, en ce qui concerne les aponévroses de la paroi abdominale postérieure, sont résumés dans les lignes qui suivent :

1° L'aponévrose Lombaire est essentiellement constituée par le tendon large du *Grand Dorsal* ; accessoirement, par les tendons du *Petit Dentelé* et du *Petit Oblique*.

Les fibres de ces tendons réunis ne s'insèrent qu'en partie sur les apophyses épineuses : le plus grand nombre franchissent la ligne médiane, en s'entrecroisant avec celles du côté opposé, pour passer sur la moitié de l'aponévrose antonyme de leur origine.

Là, elles forment deux plans, l'un superficiel, l'autre profond, qui se terminent sur les parties postéro-latérales du bassin et latérales de l'abdomen. — Un groupe important de ces fibres se continue directement avec les faisceaux musculaires superficiels du Grand Fessier : par l'intermédiaire de l'aponévrose lombaire, le groupe Grand Dorsal — Petit Dentelé — Petit Oblique d'un côté, se trouve uni au Grand Fessier du côté opposé.

2° Le feuillet postérieur de l'aponévrose du Transverse n'existe pas. Le tendon de ce muscle est une lame indivise entièrement insérée aux sommets des apophyses costiformes ; il est seulement suturé à l'aponévrose lombaire par l'intermédiaire de ce que nous avons appelé le plan profond des fibres de cette aponévrose. Les quelques fibres de renforcement que jette ce tendon sur la toile celluleuse antérieure du carré des Lombes ne doivent pas davantage être considérées comme un feuillet antérieur de l'aponévrose du transverse.

3° L'espace de Grynfeltt affecte normalement la forme d'un tétragone losangique. Dans son aire, les fibres du tendon du transverse présentent de nombreuses éraillures : cette faiblesse de la paroi fibreuse est, dans la plupart des cas, compensée par la présence à ce niveau des fibres externes du ligament Lombo-Costal.

4° Le ligament Lombo-Costal de Henle est une lame fibreuse de forme triangulaire renforçant le tendon du Transverse. Ce ligament est, à la paroi abdominale postérieure, le représentant atrophié de la formatiou musculaire Petit-Oblique-Intercostal-Interne.

5° Le ligament cintré du diaphragme est une dépendance du ligament Lombo-Costal, et non un simple épaississement de la partie supérieure du feuillet antérieur de la loge du carré.

Le ligament Lombo-Costal semble ainsi se dédoubler pour engaîner les insertions supérieures du Carré des Lombes.

Vu et permis d'imprimer :
Montpellier, le 1er juillet 1896.
Le Recteur,
J. GÉRARD.

Vu et approuvé ;
Montpellier, le 1er juillet 1896.
Le Doyen,
MAIRET.

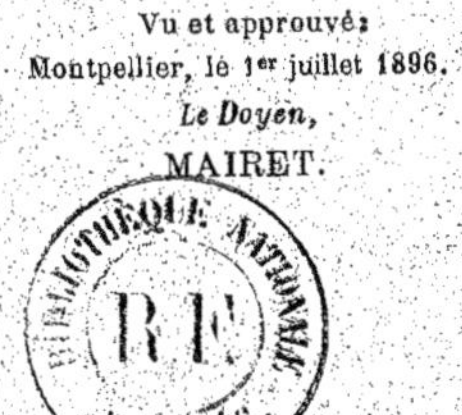

SERMENT.

En présence des Maîtres de cette École, de mes chers Condisciples et devant l'effigie d'Hippocrate, je promets et je jure, au nom de l'Être Suprême, d'être fidèle aux lois de l'honneur et de la probité dans l'exercice de la Médecine. Je donnerai mes soins gratuits à l'indigent, et n'exigerai jamais un salaire au-dessus de mon travail. Admis dans l'intérieur des maisons, mes yeux ne verront pas ce qui s'y passe; ma langue taira les secrets qui me seront confiés, et mon état ne servira pas à corrompre les mœurs ni à favoriser le crime. Respectueux et reconnaissant envers mes Maîtres, je rendrai à leurs enfants l'instruction que j'ai reçue de leurs pères.

Que les hommes m'accordent leur estime si je suis fidèle à mes promesses!

Que je sois couvert d'opprobre et méprisé de mes confrères si j'y manque.

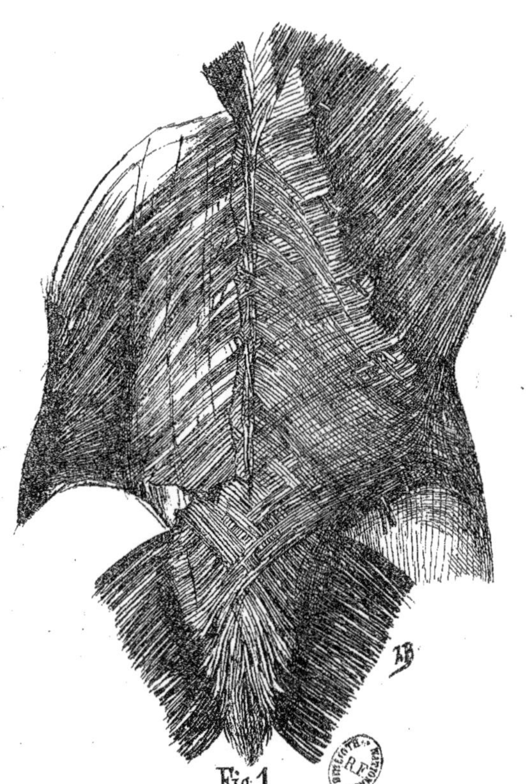

Fig. 1.

Aponévrose lombaire.

À droite, plan superficiel ; à gauche, plan profond
dont on voit les fibres se jeter sur le faisceau du
transverse.

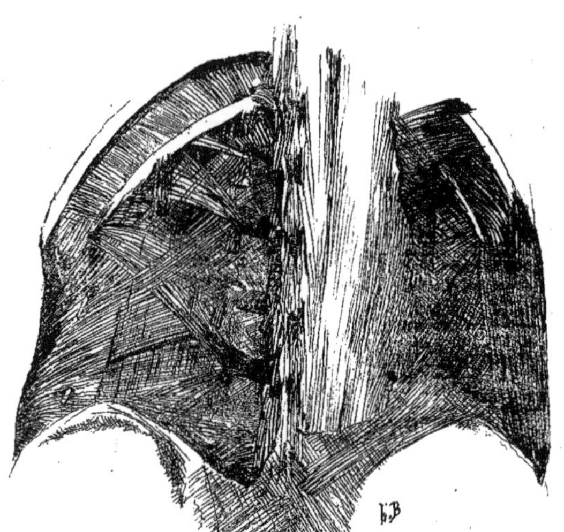

Fig.2.

Tendon du Transverse et lig. de Henle (à gauche);
à droite, Espace de Grynfeltt,
(le grand Dorsal étant enlevé.)

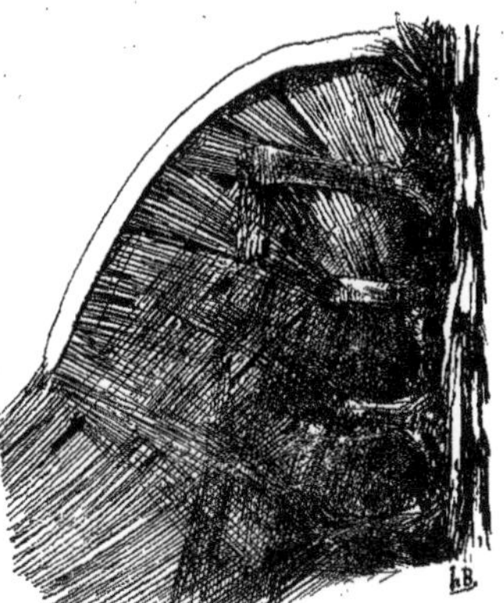

Fig. 3.

Le Ligament de Henle
dans un cas de XII° côte courte horizontale.

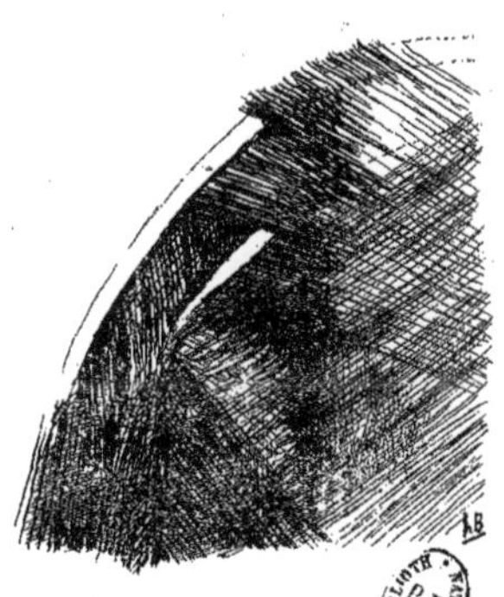

Fig. 4.

L'espace de Grynfeltt (Tétragone typique)
tel qu'il apparaît après ablation du Grand Dorsal.

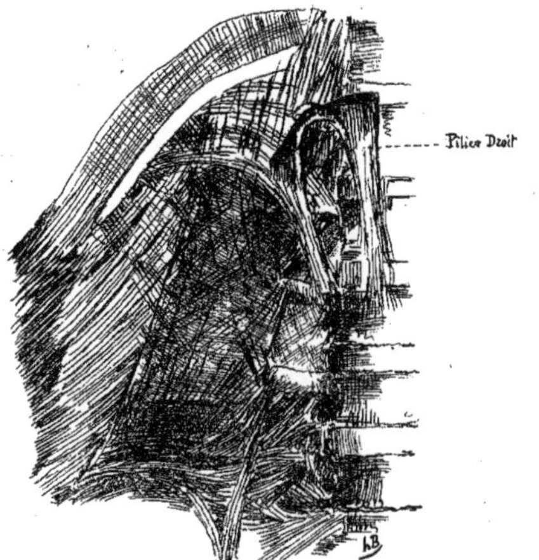

Fig. 5.

Carré des Lombes (face Ant^re) ; Ligament
Ilio-Lombaire.

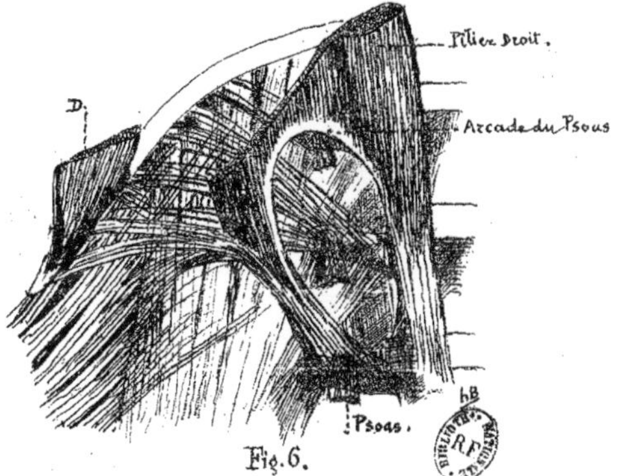

Fig. 6.

Insertions Diaphragmatiques et
Ligament Cintré.